U0147445

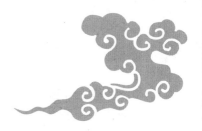

燕京骨伤手法

流派纵览

主编

赵勇　张宽

全国百佳图书出版单位
中国中医药出版社
·北京·

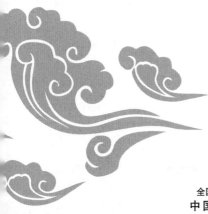

图书在版编目（CIP）数据

燕京骨伤手法流派纵览 / 赵勇，张宽主编 . —北京：
中国中医药出版社，2023.6
ISBN 978-7-5132-8060-0

Ⅰ．①燕⋯　Ⅱ．①赵⋯　②张⋯　Ⅲ．①骨损伤—正骨
手法　Ⅳ．① R274

中国国家版本馆 CIP 数据核字（2023）第 039394 号

中国中医药出版社出版

北京经济技术开发区科创十三街 31 号院二区 8 号楼
邮政编码　100176
传真　010-64405721
鑫艺佳利（天津）印刷有限公司印刷
各地新华书店经销

开本 880×1230　1/32　印张 8　字数 177 千字
2023 年 6 月第 1 版　2023 年 6 月第 1 次印刷
书号　ISBN 978-7-5132-8060-0

定价　49.00 元
网址　www.cptcm.com

服 务 热 线　010-64405510
购 书 热 线　010-89535836
维 权 打 假　010-64405753

微信服务号　**zgzyycbs**
微商城网址　**https://kdt.im/LIdUGr**
官 方 微 博　**http://e.weibo.com/cptcm**
天猫旗舰店网址　**https://zgzyycbs.tmall.com**

如有印装质量问题请与本社出版部联系（010-64405510）
版权专有　侵权必究

《燕京骨伤手法流派纵览》编委会

主　编　赵　勇　张　宽

编　委　王尚全　赵国东　秦伟凯

　　　　王　钢　闫　安　周顺利

　　　　魏光成　王少崭

前 言

    流派纷呈，可以说是中医学的一大特点。回溯中国医学史，医学流派现象自古有之。早在汉代就已经有医经派、经方派等派别；金元时期是流派的形成阶段，特别是金元四大家的理论体系为后世流派的发展建立了坚实的基础，所以后世有"医之门户分于金元"之说；明清时期更是中医门派林立、流派发展的重要阶段，各流派的理论体系不断完善，疗法日趋丰富。

    中医数千年历史，虽说名医辈出、学派如林，然而对于流派、医派、学派等基本概念，以及这些派别的异同点、判断标准、划分角度等，一直没有统一的说法。

    中医骨伤科因其治疗方法的特殊性导致学术渊源的诸多差别，特别是骨伤手法很难用文字描述，师带徒手把手地教授，是形成骨伤手法流派的重要途径。目前各地各流派的正骨经验得到不同程度的整理与继承，有的还成立了骨伤特色突出的专科医院。较著名的诸如河南省平乐镇郭氏正骨世家，天津苏氏正骨世家，上海石筱山、魏指薪、王子平等伤科八大家，广东蔡荣、何竹林等五大伤科名家，四川杜自明、郑怀贤，北京刘寿山，以及少林伤科、武当伤科等，这些流派各具特色，在当地影响甚隆。

　　燕京地区一些有影响力的骨伤大家，在传承过程中形成了独特的骨伤手法流派。本书从"燕京"角度出发，根据燕京地区各家骨伤手法流派的现有资料，总结燕京骨伤手法流派形成、发展的因素，并以宫廷正骨流派的刘氏支派和夏氏支派、曹锡珍经穴按摩流派、刘道信骨伤手法流派、宏庙董氏骨伤手法流派、杜氏骨伤手法流派、葛氏骨伤手法流派、双桥罗氏骨伤手法流派为研究对象，从代表人和传承人、学术思想及特色手法技术等方面，梳理了各家流派的学术体系和手法特色，以期解析燕京骨伤手法流派形成与发展特色。

　　由于对各流派学术精髓领悟所限，不当之处尚祈赐教，以便再版时修正。

编者

2022 年 10 月

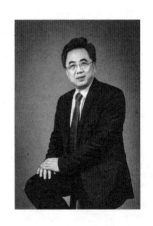

赵勇，中国中医科学院望京医院副院长，主任医师，教授，博士生导师，首都名中医。国家中医药管理局骨伤重点学科后备学科带头人，中国中西医结合学会脊柱医学专业委员会主任委员。

从事骨伤科临床工作近四十年，师从中国著名骨科专家、中西医结合骨折疗法创始人尚天裕教授。

张宽，副主任医师，师从赵勇教授，从事中医骨伤临床工作20年。将传统中医与现代医学相结合，充分利用现代医学的解剖学及生物力学理论，逐步形成了以中医经筋理论为基础的铍针、手法、练功相结合的治疗和康复体系。

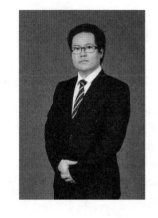

燕京骨伤手法流派源流

第一章

流派的内涵与规律性

第一节 中医流派相关概念的界定

流派纷呈，可以说是中医学的一大特点。回溯中国医学史，医学流派现象自古有之。早在汉代就已经有医经派、经方派等派别；金元时期是流派的形成阶段，特别是金元四大家的理论体系为后世流派的发展建立了坚实的基础，所以后世有"医之门户分于金元"之说；明清时期更是中医门派林立、流派发展的重要阶段，各流派的理论体系不断完善，疗法日趋丰富。

中医数千年历史，虽说名医辈出、学派如林，然而对于流派、医派、学派等基本概念，以及这些派别的异同点、判断标准、划分角度等，可以说一直没有统一的说法。

从广义角度讲，中医学术流派、学派、医派三者之间大同小异，难有明确的区分。医派与前三者稍有差别，但其内涵又多有交叉，难以界定。基于这种情况，我们可从狭义角度入手，明确它们的概念界定，再进一步明确其判定标准。

关于中医学术流派的定义，有学者认为它是指"中医学同一个学科内，因不同的师承而形成的以独特的研究旨趣、技艺、方法为基础的不同学术派别"。

　　也有学者认为中医学术流派有广义、狭义之分。广义者涵盖中医学派、中医医派及狭义的中医流派。狭义者是指中医学中因师承授受而形成的，以独特的学术旨趣、技艺、方法为基础的不同中医派别。狭义者通常认为的典型中医流派一般局限于学科内部，如妇科流派即妇科内部不同的学术派别。典型中医流派具有明确的学术主张、核心人物与师承谱系，在一定时间内学术上具有一贯性，影响范围一般较为局限，不如中医学派之影响广泛。

　　我们认为中医学术流派相对于流派、学派而言应该是广义的，是流派、学派、医派的统称。

　　流派，强调了"流动""派别"。从字面上可以理解成"流动而成派别"或者是"派别的流动"。它强调了流动性与连贯性。那么，流动的是什么，怎样的流动才能形成派别？中医领域内，学术思想、手法技法都是一代一代地传承下去的，特别是一些技术要求较高的技艺，更是如此。

　　所以流派中流动的核心应该是学术思想、特色的技艺。流动的方式是线性的、连续的，同时也有可能派生出一些分支。

　　学派，顾名思义强调"学术上的派别"。《辞海》对"学派"解释为："一门学问中由于学说师承不同而形成的派别。"有学者认为，中医学派是指中医学中经过长期传承而形成的，以独特的理论主张或尊奉经典为基础的各类中医派别，多具有长期的历史积淀和突出的学术特征，其理论主张对于中医临床具有重要的指导意义，如伤寒学派、温病学派等。学派内部不存在必然的师承关系，而更为注重学术上的继承与发展。大多数学派理论已融入中医学理论体系之中，长期被以不同形式传承，故在当代名老中医个人的学术体系中，一人可能体现多个学派的特征。

学派强调的是学术主张明确，理论体系完整，有继承者运用、推广这一学术体系而形成的派别。对于师承体系它并没有过多强调。相对于流派而言，学派的传承脉系比较零散，没有完整的师徒体系，中医一直就有"师承"与"私淑"之说；同时学派的时间跨度比较大，一个学派可以有数百年或是上千年的历史，如伤寒学派，从东汉末年至今已有近两千年的历史。

所以，学派强调了学说的独立性，它的传承方式可以是非线性的、点状的，其群体对此学说的认同表现出高度的统一性。

医派，人们较为公认的中医医派是指中医学中经过长期传承而形成的，以地域环境为基础的各类中医派别。我国幅员广阔，地域差异显著。不同地域的人们，因自然环境、生活习惯、社会人文的不同，而具有各自特有的体质、生理病理特点、易感或多发疾病，最终形成地域色彩浓厚的医疗特点。因此，同一地域的医生往往具有近似的临证用药特点。

有人认为，医派所表现出的近似的临证特点，往往是散在的、经验性的，还未发展为一定的学术主张。故可以认为，"派"重点是对范围的限定，"学"的特点不明显，即医派一般不具备统一的学术主张，且医派之下，尚有据学科而再行分别者。

因此，在一个相似环境内的具有相似学术思想及临证特点的一类派别，统称为医派。其派别特征、传承轨迹并不十分清晰。一般是一个地域范围内的众多流派、学派的集合。相对于学派、流派，医派的涵盖范围更加广泛。

中医学术流派是学派、流派、医派的统称，其含义最为广泛。医派是相似环境内的具有相似学术思想及临证特点的一类派别，其涵盖内容也较为广泛。限定内容较为明确的是流派与学派，从派别的演变发展、流派传承模式、判定标准等方面，两者均有各自不同的特点。

第二节　中医流派的演变规律

一、中医流派的演变

一个流派的创立首先有明确的创始人及极具特色的学术思想和技术专长。流派创始人的专业技术多是袭自祖传，或是继承师业，也有自学成才的。经过一辈又一辈名医大家的实践探索、薪火传承、总结完善、创新发展，逐步形成了系统的理论体系，独特的诊疗方法，丰富的用药、用针、手技经验，并由其子女或弟子继承、流传下来，且得到社会公认，具有一定影响范围，从而逐步形成流派。

纵观中医历史，博览各家学说，在学术流派的演变过程中可以发现师承授受是流派形成的基础，流派创立是师承制度的升华。其演变过程具有一定的内在规律性。

中医流派的演变过程基本遵循着"源、立、传、承、变"五个环节。源是基础，立是创新，传、承是核心，变是发展。

1.源　一位医学大家不可能是凭空出世的，必然要有学习、临证、总结的过程。因此，某位医家的启蒙授业、临证实践、经验探索、名家指点等，为其创立流派奠定了基础。我们将这些对流派创立影响较大的因素称之为"源"。

2.立　指的是开山立派，创立新的流派。立的过程也不是一蹴而就的，除了前期的基础，还要有学术观点的高度提炼、代表性著作的问世，从中医骨科手法角度来讲，还要有代表性的手法技法，另外在其所在的地域应该有一定的影响力，以及一大批受惠于其学术思想的患者。有了这些素材的搭建，一个流派才能够得以建立。

3. 传、承 有传承才有流动，也就意味着一个流派的发展。流派的创始人需要把自己的学术思想、技法、临证思维模式传给下一代，因此"传"体现了"传道""授业""解惑"等作为师者应该完成的使命。"承"是承纳、是吸取、是运化，即在学习的过程中将老师所"传"的思想、技法转化成自己的。在这一过程中有吸取的，同时也有摒弃的。一个学生能从老师那里学到多少知识、吸取多少营养，跟自身的刻苦程度、对所学知识的理解程度有关。而"摒弃"的原因有主观因素也有客观因素。主观因素主要有对某一知识点或是一个技法，学生的掌握程度不够，而导致不能完全掌握，最终被动地放弃了这一部分；或者是通过有效的学习、比较后认为老师的某一部分知识在自己的理论体系中并不适合，从而主动放弃这一部分。客观因素是指有些思想或是技法随着时间的推移在某一地域或是某个时期不再适用，从而被放弃。总体来说，传、承是构成流派的核心链，失去了这一链接就没有流派产生的可能。

4. 变 当徒弟将师傅的学术体系继承下来后，一般会有几种发展方向。一种是沿袭老师的学术思想，将这一学术体系流传下去；另一种是兼收并蓄，在原来的学术思想或技法的基础上提炼出新的技法、发展新的思想，甚至在原有基础上创立新的派系；第三种是由于各种原因走向消亡。所以当徒弟学有所成时，就应当考虑自身的发展方向。然而流派的发展常常并不是以自己的意志为转移的，常受到地域特点、时代背景、社会环境、患者群体、自身机遇等多方面的影响。

流派是将上一辈人的学术内容、手法技艺一代一代地传给后辈，强调了传承的连续性，有较为完整的传承脉系图。

就中医流派的演变基本规律而言，流派遵循着"源、立、传、承、变"五个环节。"源、立"是流派能够传承的先决条件，没有它们，流派就无从谈起，"传、承"是流派赖以生存的核心，"变"是决定流派是否能够进一步发展的关键点，这五个环节缺一不可。可以说流派之兴，兴于创始人过硬的技术，刻苦的钻研，高尚的医德，患者的口碑；流派之衰，衰于技术的失传，传承者的守旧，继承人的懈怠。其中任何一个环节出现问题都会影响流派的生存发展，所以探讨流派发展规律的意义在于更加清晰地认识流派自身变化中的诸多因素，取长补短，扬其积极因素，弃其不利因素，传承流派精华，促进学术创新。

二、中医学派的规律性

学派的形成发展规律基本遵循着"宗、典、袭、扬"这四个过程。

1. 宗　一个学派的建立首先要有一个创始人。这与流派的创立者有所不同，其学术地位足以被后世奉为"宗师"。"宗"，《说文解字》中的解释是"尊祖庙也"，足见其影响的深度、广度。

2. 典　典即典籍。典是"标准、法则"，可以作为标准的书籍即是"典籍"。《尔雅·释言》谓："典，经也。"一个学派单有创始人还不够，还需要有经典著作传世。这一著作可以泽被后世，因而称为经典。

3. 袭　沿袭、沿用之意。对宗师的学术内容无论是师承还是私淑，其继承者都是主动吸收，沿袭其宗师的学术理念。

4.扬 举也。当继承者对宗师的学术有较为深刻的理解之后，主动传播、发扬其学术观点这一过程称为扬。

由于学派发展规律的核心是"宗师""典籍"，因此只要有其典籍流传于世，并且有人理解此学派的学术内容，认同其学术思想，并应用发扬者，均可称之为此学派的传承人。因此它并不强调传承脉系的连贯性与完整性；时间跨度也可能较长，甚至跨越千年以上。

在学术思想方面，学派常更加深刻，而流派从思想到技艺层次较为丰富。有的流派随着发展变化，能逐步形成一个学派，而有的学派的某一传承人又可以创立一支流派，这也是学派与流派常不易区分的主要原因之一。

参考文献

［1］宋咏梅，刘更生，王振国.当代中医学术流派评价的关键问题［C］.中华中医药学会.全国第三次中医学术流派交流会论文汇编，2011：21.

［2］李绍林.中医流派、学派和医派辨［N］.中国中医药报，2010-12-30（4）.

第二章

骨伤手法流派的形成与传承特点

第一节　骨伤手法的形成与发展

所谓手法，是指以治病或保健为目的，施术者用手（或手的替代物）刺激人体的有一定法度的动作技法。骨伤手法，顾名思义，即用手来诊断（观察）、治疗伤科疾病的方法，又称为伤科手法。骨伤手法现代主要分为正骨手法和理筋手法。

一、正骨手法的历史沿革

远古时期，中华民族的先民在日常生活及劳动过程中，在对付大自然灾害及抗击虫蛇猛兽的侵袭时，难免碰撞跌损，造成创伤。人们在伤处抚摸、按压以减轻症状，经过长期实践，摸索出一些简易的理伤手法。中国古代先民们对伤科的认识也随之逐渐发展。

如《周礼·天官·冢宰》将医分为四类，即食医、疾医、疡医和兽医，与伤科有关的是疡医。在《周礼》中，疡医又分为"肿疡、溃疡、金疡和折疡"。疡医即今日之外科，其包含范围较广，后世所说的伤科即分布在疡医中。《周礼·月令·孟秋》对创伤的轻重和骨伤折断与否，又有"瞻伤，察创，视折和审断"的说法。

蔡邕注曰："皮曰伤，肉曰创，骨曰折，骨肉皆绝曰断。"说明当时把损伤分为四种不同类型予以诊治，同时也意味着中医伤科的萌芽。这种分类方式在《难经》中进一步发展，即"一损皮毛，二损血脉，三损肌肉，四损于筋，五损于骨"。

在治法上，如《史记·扁鹊仓公列传》载："上古之时，医有俞跗，治病不以汤液醴酒、镵石跻引、案扤、毒熨，一拨见病之应，因五脏之输，乃割皮解肌，抉脉结筋。"即说名医俞跗治病不用汤药和药酒，而是用砭石刺割、导引按摩的方法，这也是伤科外治方法的早期记录。

秦汉以后，随着对伤科疾病认识的不断深入，其治疗手法亦不断发展。如晋代葛洪著《肘后救卒方》中有"令人两手牵其颐已，暂推之，急出大指，或咋伤也"，这是世界上最早的关于手法整复颞颌关节脱位方法的记载。书中还首次记录用竹片夹板固定骨折："疗腕折、四肢骨破碎及筋伤蹉跌方：烂捣生地黄熬之，以裹折伤处，以竹片夹裹之。"

蔺道人著《仙授理伤续断秘方》分述骨折、脱位、内伤三大类病症，总结了一套诊疗骨折、脱位的手法，如相度损处、拔伸、用力收入骨、捺正等，提出了正确复位、夹板固定、内外用药和功能锻炼的治疗大法。该书首次记载了髋关节脱位，分为前后脱位，采用手牵足蹬法治疗后脱位，采用椅背复位法治疗肩关节脱位。还介绍用杉树皮夹板固定方法："凡用杉皮，浸约如指大片，疏排令周匝，用小绳三度紧缚。"

宋太医局编辑的《圣济总录》内容丰富，其中折伤门总结了宋代以前的伤科经验，记载了用刀、针、钩、镊等手术器械，对腹破肠出的重伤症洗肠缝合。宋《太平圣惠方》对骨折提出"补筋骨、益精髓、通血脉"的治疗思想，用柳木夹板固定骨折，推广淋、熨、贴、焰、膏摩等外治法治疗损伤。

元代李仲南《永类钤方·风损折伤卷》是中医伤科专篇，首创过伸牵引加手法复位治疗脊柱屈曲型骨折。其前臂骨折的治法是在《仙授理伤续断秘方》的基础上发展而来的，用四块夹板固定治疗，与今人所用大体相同。

危亦林《世医得效方》对骨折、脱位的整复和固定技术有所创新，在世界上最早应用"悬吊复位法"治疗脊柱骨折。书中载："凡锉脊骨，不可用手整顿，须用软绳从脚吊起，坠下身直，其骨使自归窠。未直则未归窠，须要坠下，待其骨直归窠。然后用大桑皮一片，放在背皮上，杉树皮两三片，安在桑皮上，用软物缠夹定，莫令屈，用药治之。"并且将四肢骨折和脱位归纳为"六出臼，四折骨"，即肩、肘、腕、髋、膝、踝六大关节脱位，肱骨、前臂骨、股骨、胫腓骨四大长骨干骨折。首次记载肩关节脱位有前上方和盂下脱位两大类型。

明代朱橚《普济方·折伤门》在接骨手法一节列 12 项骨折脱位复位固定法。

清代吴谦等人编辑的《医宗金鉴·正骨心法要旨》较系统地总结了清代以前的伤科经验，强调"素知其体相，识其部位。一旦临证，机触于外，巧生于内，手随心转，法从手出"，将正骨手法归纳为摸、接、端、提、推、拿、按、摩八法，并介绍腰腿痛等疾患的手法治疗，以及应用攀索叠砖法、腰部垫枕法整复腰椎骨折脱位等。固定方面，主张"爰因身体上下正侧之象，制器以正之，用辅手法之所不逮，以冀分者复合，欹者复正，高者就其平，陷者升其位"，并改进了多种固定器具。

二、理筋手法溯源

筋伤理筋手法与正骨手法不尽相同，正骨手法以骨、关节为主要治疗对象，以筋为辅；而理筋手法作用部位主要在筋肉，骨关节次之。与正骨手法相比，独立的理筋手法形成相对较晚。直到《医宗金鉴·正骨心法要旨》将推拿按摩列入正骨八法，明确的理筋手法才逐步形成。

1. 古代的理筋手法——初显雏形

在《医宗金鉴·正骨心法要旨》之前，理筋手法多无系统描述，并且用词繁杂，难以统一。常用的有按摩、按蹻、推拿等，其中以按摩和推拿多见。

按摩，最早见于《黄帝内经》。如《素问·血气形志》说："形数惊恐，经络不通，病生于不仁，治之以按摩醪药。"《素问·调经论》有"按摩勿释"的论述。另外，相传还有一部按摩的专著《黄帝岐伯按摩》十卷，可惜此书已佚。

汉代张仲景在《金匮要略》中提到："四肢才觉重滞，即导引吐纳，针灸膏摩，勿令九窍闭塞。"这虽然不是针对伤科而言，但对于筋伤手法治疗有一定的指导意义。

宋代《圣济总录》按摩篇是现存最早、最完整的按摩专论，书中阐述了按摩的作用机理、治疗范围，其中也包括了后来许多理筋手法理念。它阐述了按与摩的主要区别。"可按可摩，时兼而用，通谓之按摩……按止以手，摩或兼以药，曰按曰摩，适所用也。"这段话说明手法为主为"按"，结合药物为"摩"。摩兼以药，即后世所谓膏摩之法。《圣济总录》中按摩方法的治疗范围较广，涉及内外妇儿养生保健等多方面，且内容丰富。

清代《按摩经》是我国现存较早的一本成人按摩推拿专著，成书于清康熙三年（1664），在嘉庆丁丑年（1817）又有后人进行了整理补充，作者未留下姓名。其中的二十四式手法独具特色。其手法以按压、拿捏为主，强调"重按轻提"，重视操作部位，与后世许多手法不尽相同。具体手法归纳起来有动脉按压法、拿大筋法和按腹法，这三法对于后世治疗筋伤疼痛疾病有一定的指导意义。

2.《医宗金鉴》的理筋手法——承上启下

《医宗金鉴·正骨心法要旨》可以说是中医骨伤发展的里程碑，它总结了清代以前的伤科治疗思想和方法，初步建立了伤科诊疗体系，概括了正骨手法的精髓，强调了手法当中"手"与"心"的关系；并在前人的基础上，归纳总结了各部位骨折手法的共性与特点，提炼了正骨手法的规律性，并把推拿按摩作为理筋手法归入到正骨八法当中。

3. 近代理筋手法的发展——技法丰富

自《医宗金鉴·正骨心法要旨》将"按、摩、推、拿"以单字的形式列入手法中后，后世许多骨伤医家均从其法，将手法用几个字来归纳，从此"法"的概念在骨伤、按摩科开始流行，各家均总结出自己独到的理筋手法，简明扼要，提纲挈领。如刘寿山的治筋八法为"戳、拔、捻、揉、归、合、顺、散"；曹锡珍总结治筋八法为"绰、拔、撚、挕、归、合、顺、散"；夏氏理筋手法归纳为"立、盘、旋、背、合、推、摇、摆、提"。

由此，相对独立的手法技术理念逐渐突显，甚至有的流派发展为只以一法为核心，形成以法代理的流派特色，如一指禅手法流派、搽法流派等。这些流派多数被归入推拿流派中。

第二节　骨伤手法流派的形成

中医骨伤科学术流派是在其学科发展、丰富和完善之中逐渐形成的。对该学术流派的划分存在几种不同的观点：以时代划分，有古代骨伤科医学流派与现代骨伤科医学流派；从学术特点和临床经验划分，有蔺氏学派、危氏学派、正体学派、陈氏学派、钱氏学派、赵氏学派、少林学派、武当学派、汇通学派；按骨伤科主要学说划分，又有薛己学派、蔺氏学派、少林学派、武当学派；从地理位置来分，可以分为北方流派和南方流派；从学业出身来分，又有西学中或中学西而结合形成的汇通伤科。这些划分各有其理论依据及标准。从当代骨伤流派研究看，一定地域范围内的流派研究是常用方式。因人、因时、因地制宜，向来是中医的重要法则，中医地域医学流派就是因地制宜原则进一步深化的结果。

一、地域特点对中医骨伤流派发展的影响

中医骨伤流派较为集中的地域有北京、上海及东北、粤海、闽南、蜀中等地区，从而也形成了海派、岭南流派、燕京流派等地域性流派。

苏庆民指出："学术流派的形成与发展，一方面与人们对疾病认知方式、程度、知识背景等有密切关系，另一方面受到时代变迁等客观因素的影响，社会制度与生产力的变革也带来各种学术思想的争鸣，促进了各种不同的学术流派的形成。"有学者认为我国医学流派的变迁，与我国经济文化发展有相同的轨迹，这可以说明医

学的发展和经济文化的发展是息息相关的。这是医学文化发展的写照，是建立在政治、经济、文化等社会环境良好发展之上的，同时，医学学术思想的形成与气候、地理等生态因素丝丝相扣。

因此分析中医流派首先要考虑流派生存发展的土壤，即所在地的社会、经济背景等，这些是中医流派发展的基础。如海派伤科和岭南伤科就具有明显的地域特点。

1. 海派伤科的地域背景特点及其影响

严世芸指出，海派中医是根植于上海特定的社会、经济、文化、医学背景下形成的具有特定内涵和地域特色的中医文化现象。

上海在清代后期到新中国成立前租界较多，且作为移民城市，五方杂处，这促进了中西文化、南北文化的交融；另外，作为远东的金融、贸易中心，上海对医药需求的增长，也促进了中医药的发展。在这种社会、经济背景下产生的海派文化基于传统文化，融汇全国各地文化，还吸纳西方文化元素，形成了特有的上海地域文化。正是这种文化，孕育产生了灵活多变、不拘一格、开放包容、创新性强的海派伤科。

吴鸿洲把海派伤科八大家的学术流派与特色形成原因归结为家学渊源、强调中医经典著作的学习、善于把握整体和局部的关系、内服外治特色、注重练功以利治疗和康复、中西医结合发展与创新等六个方面。

2. 岭南伤科的地域背景特点及其影响

岭南伤科同样是以其地域文化特点为基石不断发展壮大的。有学者认为，岭南武术文化对岭南骨伤科学的发展有明显的促进作用。南派拳法在中华武术中独树一帜，其拳法特点重桥手、重步法的稳定性，而高踢腿法较少，"南拳北腿"之说即由此而起。

这是源于南方多水域，为了稳定身体重心而演化成独特的拳法特色。

习武时难免碰撞、跌伤、摔伤等，也促进了岭南伤科的发展，岭南伤科如何竹林、李广海、林荫堂等均是医武兼修的伤科名家。

3. 燕京骨伤手法流派的地域背景特点

燕京骨伤手法流派，在形成特点上既有如岭南伤科以本地文化特点为基础的本地流派，又有与海派伤科相类的其他地域流派的融合，其中最为典型的是四川杜氏流派、江苏葛氏流派在北京的传承与发展，这与北京的地域特点息息相关。

其地域背景包含了历史、文化、政治、民俗等多方面的相关因素，因此燕京骨伤手法流派作为地域流派具有其特殊的历史地域特点。

二、武术文化背景对伤科流派形成的影响

中医骨伤科另一个特点是与武术有密切的渊源，从某种角度讲，伤源于武，练武之人难免有肢体的磕碰与损伤。随着对此类伤病治疗的深入，久而久之，武术名家多兼学中医伤科，因此，武术文化对中医骨伤理论与临床的形成和发展具有重要的影响。民间武术在清代末期得到巨大发展，特别是在民国以后，各武术流派在交流与碰撞之间得到较大发展，这也从某种角度上为中医骨伤科的发展与交流提供了平台。纵观各地域的中医伤科流派，其创始人或重要的传承人，多数都有着明显的武学背景，或出于少林，或源自武当，有重南派功法的，也有擅北派拳法的。不同的武术功法对人体的认知稍有差异，这种差异或多或少对其伤科理论有所影响，从而形成了具有不同武学背景的伤科流派。

第三节　骨伤手法流派的传承特点

中医骨伤手法流派具有与其他中医流派不同的特点。中医各家的传承多数有两种传承方式：一是师承，二是私淑。

而骨伤手法流派不同，由于手法操作技巧、手法施力透达等特殊性，使它在古代难以用私淑的方式流传，只能以口耳相传、师承授受的方式，一招一式"手把手"地教授。所以师承授受是骨伤手法流派传承的唯一方式，而手法的流传更加依赖于"传、承"这两个环节，其特殊性具体可以从手法由学习到纯熟的规律中表现出来。

一、手法的传授与训练

手法是为了医疗和保健目的，操作者通过手或身体的其他部位刺激人体体表或活动肢体的规范化技巧性动作。遣方用药，用心背诵，就能掌握。手法则需要实际操作的过程，这是一个渐进的过程。手法从学习到运用纯熟遵循着训练、临证、体悟变化，再训练、临证、发展这样螺旋上升的过程。训练与临证是手法的体与用，而体悟是使手法精深的关键。每个手法都有它独特的动作结构和施力技巧，如果缺乏经验丰富的人亲授是很难掌握的，更不用谈及对它的体悟。

一些技巧性手法如揉法、一指禅、振法等，只有经过一段时间的练习后，当手法的力度、频率、深透程度达到一定层次后，才能显出它应有的效应。此时师傅需要详细地解析手法，不断地纠正弟子的手形、用力方式、手法频率、发力方法等，失之毫厘，则谬以千里，会大大影响手法的疗效，这也是师傅传艺的过程。

不少学者认可手法功力的存在。在这一点上，手法与传统拳术相似，所不同者，一治人，一制人。拳术家认为武术中形意拳的功力境界有"明劲、暗劲、化劲"三重境界，并提出"形无形，意无意，无意之中是真意"的最高境界。对于手法而言，同样有三重境界：一，手形准；二，意能随；三，有意无意之间已劲力透达。劲力很难用语言描述，只有体会到什么是高层次的内劲才能对自身手法的层次有所认识，这时师傅的点拨十分重要，这就是所谓的传心法。

在手法的传承过程中一是要师傅的指导，徒弟的苦练；二是徒弟要用心体悟师傅的手法特点；三是要借助功法以增强功力。

功法是骨伤手法的基础，许多骨伤手法流派都有自己独特的练功方法。功法一般分为两大类：一类练内劲或是内功，即人们常说的"内练一口气"；另一类是练习外力或称为外功，也就是"外练筋骨皮"。内功是功法的根本，它强调"意"的训练，所谓"以意领气，以意带身，心意相合"，这也是武术家们所追求的境界。外功多数属于辅助功法，主要强调如手指、手掌硬度，手指力量，腕部柔韧性等，对局部要求较高。在拳法当中这些部位往往是攻击的接触部位，而在骨伤手法中，指、掌、腕同样是手法操作的接触部位，两者有许多相通之处。

由于许多伤科名家本身就是武术名宿，如杜自明、王子平、郑怀贤等。拳谚自古有"练拳不练功，到老一场空"之说。他们从拳术中汲取对伤科手法有益的功法，加以整理，使之形成了伤科独特的功法训练方法。

骨伤各派多数都有自己的内功心法，如南少林伤科林如高所传南少林功法的动作特点是环形动作，形式多样，内外相合，贯通

一气；道家伤科李同生所传的八大劲功是以武当气功为基础，强调
内合心意，外合气力；天台山道家功夫正骨流派以"道功密拳"为
内功基础。目前在骨伤练功方面，传习较广的是易筋经，它以桩功
为主，注重操练不同桩法时下肢劲力的变换、上肢运动时内劲的调
整。外功的训练多以局部训练为主，并且强调全身，特别是上肢肌
肉的力量及柔韧性，经常会辅以器械练习。如道家伤科李同生所传
的练指八法、燕京宫廷正骨夏锡五所传的拧棒功法等均属于外功练
习法。

这些功法常被认为是提升手法功力的有效手段。功法与手法
训练的相似之处在于都需要师傅悉心教导，正如拳家"宁教十手，
不教一口；宁给千两金，不传一口春"等说法，正是说师傅一句
话就可能点醒弟子，从而提升其手法及功法功力。

二、手法的临证与思辨

手法是为临床治疗而设。当手法练习到一定层次后，对手法
的传承运用，理解深化，是手法进一步发展的关键。手法传承，
不单是把师傅的手法学会、练熟，还要把握住流派手法的要旨，
在此基础上加以演变，使之更适用于临床。如宫廷正骨流派的
"提法"，就是在本派原有夏锡五背提、搭提的基础上，其弟子郭
宪和根据颈部解剖特点，结合本派学术思想，发展出来的，它既
丰富了夏氏特色手法，又增加了临床实用性，因而临证过程中的
思辨对流派手法的发展起到了重要的推动作用。

手法流派的传，一要传技艺，二要传心法；承，一要承精髓，
二要能变化。师傅只传艺，不传心法，徒弟只承其形，难觅其神；
只承其精，不求变化，则难以发展。

第四节　骨伤手法流派存在的意义与局限性

目前骨伤流派林立，手法丰富多样，作为中医发展的独特模式，骨伤手法流派既具有其积极意义，同时也有其局限性。

一、骨伤手法流派存在的积极意义

通过研究骨伤手法流派，可以系统梳理其渊源背景和传承脉络，挖掘其学术内涵和诊疗路径，从而传扬骨伤手法流派的原创思维和鲜活特色。师承相授是流派传承的有效手段，为中医流派的形成与发展奠定了基础。有人对民国时期北平知名中医成功原因进行分析时，指出主要有4点：①为徒者必须有坚定的志向，浓厚的专业兴趣；②师徒间有深厚情谊；③有良好的实践基础；④有名师指点，入门有径。这也同样适用于流派的传承与发展。

师承授受、口耳相传是有针对性的理论学习和快速提升临床技法最有效的途径。特别是对于骨伤手法流派而言，在手法技法、功法等方面，口耳相传是古今通用的有效方法。没有长期的训练、反复的指导是难以达到"手摸心会"境界的。在手法的传承，特别是一些特定手法的运用上，如果没有流派这个承载体就很难一代一代地传承下去。所以骨伤手法流派的传承需要这种"传技授心法，学艺承衣钵"的模式。

另外，流派不单是在疾病的认识、手法等技术层次上的传承，它还包括文化层面的传承，让后辈学者有归属感、责任感，也是流派传承的重要层面。

二、骨伤手法流派的局限性

由于中医在漫长的历史发展中，融合了古代科技、文化内容，包含了丰富的哲学思想，要完整、准确、系统地掌握中医是非常困难的，多数名家就其某一方面有所发挥，逐步形成一家流派。同时，师徒系统容易形成阻碍中医发展的"门户之见"。因此，流派的传播方式决定了它具有局限性。

总体看流派传承中的局限，主要有三大弊端。其一是师傅的秘而不传；二是徒弟的学而不精；三是师徒们的故步自封。这三个方面也就是在流派演变的"传""承""变"三个环节。流派的局限性在这三个环节中最容易表现出来，这对流派发展起到了严重的阻碍作用。

由于害怕"教会徒弟，饿死师傅"，不少医家在传授知识时都会将一些核心知识、方法、方药秘而不宣。这种"留一手"的思想影响了学术体系的传授，也容易使流派走向消亡。

由于师承制没有统一的学习考核制度，一些老师考核不严，徒弟学习时也没有精益求精，对于本流派的技法学而不精，使用起来也就难以达到良好的疗效。时间一长，自然阻碍本流派的发展。

在流派传承过程中，无论是老师还是学生，如果受到本派学术思想的禁锢而故步自封，安于现状，不考虑流派的发展，没有变化的流派就如同潭中死水，最终还是会走向消亡。

三、目前流派传承的共性问题

各地骨伤流派目前存在的最突出问题是继承不力，学术特色不明显。有学者认为学术流派继承不力、学术特色优势逐渐丧失，最主要的原因是后继乏人。有的流派虽然有传人，但其接班人缺乏自觉学习、刻苦钻研的精神，大多为应付日常诊疗工作而忙碌；行政主管部门对中医学术流派的发展在政策上缺少有力的支撑，也使他们没有足够的动力去继承老师的经验，保持流派特色，造成当前中医骨伤科继承人才断层，甚至逐渐萎缩的现象。行政主管部门如再不安排继承者，其祖传秘方或一技之长将面临失传的局面。如上海八大家中的闵－殷伤科、佟氏伤科，由于门人年事已高，或已出国，国内已无后继者。

与此同时，作为伤科之源的传统武学，在伤科界也后继乏人。传统武术功法的修炼可以让医者体悟自身筋骨、脏腑的动与静，更容易达到手摸心会、手随心转的状态，提升手法的功力。从某种角度讲，功法传承的断代，也是手法传承过程中核心内容的一种缺失。

参考文献

［1］周信文.推拿手法学［M］.上海：上海中医药大学出版社，1996.

［2］王和鸣.中医伤科学［M］.北京：中国中医药出版社，2002.

［3］查炜.《圣济总录》对按摩学的贡献［J］.南京中医药大学学报，1997，13（4）：250.

［4］易法银.中医临床医学流派［M］.2版.长沙：湖南科学技术出版社，2003.

［5］王键，牛淑平.谈地域医学的研究价值——从新安医学谈起［C］.中华中医药学会：全国第三次中医学术流派交流会论文汇编，2011：9，11.

［6］郑洪，李华明.中医地域医学研究刍议［J］.江西中医学院学报，

2011，23（2）：5.

［7］苏庆民.论中医学术流派形成与发展的意义［J］.中医药通报，2010，9（2）：25.

［8］冯丽梅，鲁兆麟.我国医学流派时空变迁分析［J］.陕西中医，2007，28（3）：312-313.

［9］严世芸.海派中医的形成及特征［C］.中华中医药学会：全国第三次中医学术流派交流会论文汇编，2011：3.

［10］陈丽云，吴鸿洲.上海伤科八大家传承兴衰剖判［J］.上海中医药大学学报，2003，17（1）：21-22.

［11］王燕，廖雅琪.岭南文化视野下的岭南医学流派探究［C］.中华中医药学会：全国第三次中医学术流派交流会论文汇编，2011：56.

［12］沈国权，严隽陶.英汉对照推拿手法图解［M］.上海：上海科学技术出版社，2009.

［13］林子顺，王和鸣.南少林骨伤奇人林如高［M］.北京：人民卫生出版社，2008.

［14］李同生.道家伤科李同生［M］.北京：人民卫生出版社，2008.

［15］应有荣.天台山道家功夫正骨真传［M］.北京：人民卫生出版社，2008.

［16］郭宪和，佟乐康.宫廷秘法——伤筋、错缝的手法治疗［M］.北京：华文出版社，1994.

［17］郭宪和.夏氏提法的应用与发展［J］.光明中医骨伤科杂志，1985（1）：43.

［18］谢阳谷.百年北京中医［M］.北京：化学工业出版社，2007.

第三章

燕京骨伤手法流派的形成

北京古称燕京，为六朝古都。秦汉时期曾在此设郡，隋唐时期为幽州辖地，辽代为南京，亦称燕京。明永乐元年建北京，后又建都于此，称为京师，但习惯上仍称北京，清代仍沿袭北京之名。直到辛亥革命后改称北平，新中国成立后，复称北京。

燕京与北京在概念上紧密相连，又有一定的区别。"北京"有着明确的定义：是中华人民共和国的首都，是独立的行政单位。"燕京"的概念则相对广泛，"燕"体现了北京地区的悠久历史和地域特点；"京"体现了北京地区的文化基础与政治地位。所以，燕京一词突出了北京地区具有鲜明的地域特色的历史、文化特点。

第一节 燕京骨伤手法流派形成的时空特点

一、中医流派形成的地域性

1. 自然地域性

一方水土养一方人，地域特点对这一区域的文化、经济、政治都有着较为深远的影响。古代，各个地区之间的联系和交流受到限制，因此其语言、文化、经济、政治都相对独立发展，使得各地域的差异逐渐产生。中国地域文化大多有一个共同特点，即隔山不隔水，说明崇山峻岭的围阻是阻碍当地经济文化等方面发展的地理条件，而水域的流动又促使各地文化经济的融合。

中医的地域性自古有之。早在《素问·异法方宜论》中就有"治病之法，各有异同，五方之民，居处衣食，受病治疗，各有所宜"。不同地域的医者在治疗相同疾病时有不同的治疗方法，从而出现"砭石……微针、导引按跷"等疗法。

在古代，由于交通不便利，信息闭塞，受地理条件影响，中医学术思想的传播较为缓慢。许多中医在一个地区逐渐发展，并在当地影响较广，进一步形成一个流派，这是常见的地域流派的形成方式。也有学者将中医流派分为学说流派、世家流派和地域流派三个部分，如新安医学、吴中医派、孟河医学、钱塘医学等均属于地域流派。

2. 行政地域性

从文化角度讲，文化具有区域性。文化区域大致可以分为两种，一种是行政文化区，一种是地理文化区。所谓行政文化区是指以当时的行政区域划分为单位的各文化单元，例如一个行政区划，一座城市，甚至一个国家，都可以算作一个行政文化区。地理文化区，是指因一定的地理形势，在历史发展过程中形成的，得以与其他地方区别开来的语言、风俗、宗教、生活方式和生产方式等。

中医流派同样具有行政地域性。从当代中医流派的发展来看，中医流派的地域环境有两种，一种是自然地域环境形成的流派，这与地理文化区相似，另一种是特定的行政区域背景下形成的流派，如海派中医、燕京流派等均属于这一类，这与行政文化区有相似之处。

二、燕京骨伤手法流派形成的地域特点

燕京骨伤手法流派的地域特殊性则表现在作为古都的地域优越性。从金代开始，至元、明、清，北京一直作为首都，长达数百年，很少有地域可以比拟。所以长期以来，燕京的中医流派一直受到统治阶层的关注，御医众多也就成为燕京中医流派的一大特点。御医团体一般由两部分组成，一是各地名医奉诏入京，成为御医，二是通过太医院的学习选拔成为御医。就骨伤科来讲，明代的凤阳门正骨流派就是奉诏入京，成为骨伤御医。而清代的上驷院绰班处源于满蒙正骨，并且有较为完善的教学、考核、晋升制度，这使御医的选拔有据可依。

与海派中医相似，燕京流派的发展不可缺少的一环是各地名家聚集于京城，其所属流派的分支在北京生根发芽，与本地流派相互融合，互促互进，甚至演变出新的流派。促使其发展的重要因素就是作为政治文化中心的首都，能够在较短时间内融汇较多的派别。

因此，作为首都的北京，经历了数百年的时间，它的内涵、文化已经从单纯的行政区域逐渐过渡成为特殊的地理行政文化区域，这在中国也是极少见的，因此，这也是燕京中医流派的地域特殊性的集中体现。

三、燕京骨伤手法流派形成与发展的历程

除了燕京的独特地域环境对其骨伤手法流派形成、发展产生影响外，我们还发现时代对燕京骨伤手法流派的形成与发展的影响更加深远，所以我们引入历史学中的时代概念进一步探究燕京

地区骨伤手法流派的传承发展特点。

1. 时代及时代特征的概念

时代是指按照一定历史时期内的某个阶段在政治活动中所占据的地位以及依据各阶级的经济、政治、文化等状况来划分的社会各个发展阶段。《宋书·礼志一》："况三国鼎峙，历晋至宋，时代移改，各随事立。"本文所述的时代更具有时世性。

时代特征是指与特定时代相适应的国际政治经济关系的基本状态，以及由世界的基本矛盾所决定和反映的基本特征。时代特征的命题本是马克思列宁主义理论的基本内容之一。

在这里，本书借用这一名词，目的在于强调各阶段之间有着明显的历史政治文化区别，以及这些政治文化的区别对伤科手法流派的形成有着深远影响。

2. 燕京骨伤手法流派的时代特征

根据各个历史时期的时代特征，我们将燕京骨伤手法流派的发展分为三个时期：明清时期、民国时期、新中国成立后。这三个时期有着各自不同的特点。

（1）明清——御医独盛的年代：北京是明清两朝都城。在皇权至上的封建社会，御医主要服务于皇族、大臣，这种"臣为医、君为患"的特殊医患关系在北京持续了数百年，由此也就逐步形成了具有京师独特风格的御医派，骨伤手法流派亦如此。明代有凤阳门骨伤秘法，清代有上驷院绰班处，这都是在当时极为重要的骨伤手法流派。特别是上驷院绰班处，清初期由于战争的需要，形成了医治时康复快、愈后功能恢复好两大要求，这对后世历代绰班御医影响很大。甚至对绰班御医硬性规定医治骨折及跌损者的愈合时间，"逾期则惩治焉"。在这种情形下绰班御医们必须精研理论、勤于实践，并且还要有完整的教学制度及岗位职责制度。正因于此，上驷院绰班处的骨伤手法流派才能得以很好地流传及发展。

这一时期燕京骨伤手法流派的主要特点有：①以服务于皇族的御医为主；②由于皇权至上的封建制度，要求御医们在技术上精益求精；③人才培养制度完善，并且要求训练有素。

（2）民国——流派的涅槃与发展：民国时期社会动荡不安，战乱纷繁，人们更多考虑的是自己的温饱、生存问题，特别是在北洋政府统治时期，中医流派的发展受到多方面不利因素的影响。这一时期中医的生死存亡到了最危险的关头，本就很少的正规中医教育机构没有了，原有的中医医疗机构停办了。北平，是受影响最深重的地区之一。

1927年，南京国民政府成立后，歧视和打击中医的活动达到了空前的高潮，中医药学的生存和发展面临着严峻的形势。余云岫的"废止旧医案"遭到了中医药界人士的极力抗争。在北平经过北平中医公会商定，组织了"华北请愿团"，由施今墨、孔伯华率领的华北请愿团南下南京，与各地中医代表一道向南京国民政府递交请愿书，在全国中医药界人士的抗议和强大的舆论压力下，南京政府不得不让步，将"废止旧医案"搁置。"废止旧医"的思想，对于许多中医流派而言无疑是一次涅槃。

而燕京骨伤手法在此时仍有一定的发展。清末民初，北平并无专门的正骨按摩诊所。那时从事正骨按摩的有两种人：一种是理发馆的剃头师傅，不少剃头师傅都多少会点正骨按摩术，百姓有骨伤、脱臼、软组织挫伤等病，多到剃头棚找剃头师傅治疗；另一种是武馆或镖局里的正骨师，有跌打损伤之人常托人请武馆里的"绰班"治疗。

中华民国以后，才逐渐地出现正骨按摩诊所，《北平指南》载：有业伤科者，名曰按摩，又名曰摧膊，有箍桶刘者最有名。20世纪30年代京城较为有名的正骨按摩师有夏锡五、曹锡珍、刘道信、刘寿山、萨仁山、王凤舞等。

夏锡五，前清御医，出宫后在朝阳门内北小街开设松山堂正骨科诊所，悬壶行医。

上驷院绰班处传人萨仁山，原名沙尼尔·扎拉前，字金寿，鄂伦春族，生于1898年。萨仁山早年肄业于民国大学，先从王云鹏学习中医内科，后师从上驷院绰班处于月如大夫学习达13年。1936年在京行医。萨仁山善治骨折、脱臼、扭伤、挫伤，倡导改进骨折固定用具，对上驷院绰班处的医技发展做出了贡献。

刘寿山，名泉，字寿山。幼年随舅父学针灸。1923年，19岁的刘寿山拜骨科名家文佩亭老先生为师，经口传心授，继承了文老先生的正骨经验，后在东城朝阳门一带开业行医。由于技术高超，治愈骨伤患者不计其数，誉满京城。

曹锡珍，字聘忱，河北省昌黎县人，生于1898年，卒于1978年。1916～1924年在昌黎拜前清御医孙仲选为师，学习按摩、小儿推拿、中医学。1925～1927年在天津师从吴卫尔学习西医。1927年应北平名医施今墨先生之请，任华北国医学院董事、按摩教授。曹锡珍的手法以推经络、点穴位为宗，根据病症选择合适的按摩手法为辅，祛病强调"以治经为主，宁失穴，勿失经"。

上驷院绰班处的"绰班"起源于蒙满八旗，少林伤科起源于中原少林。少林派武学出众，而练武常造成损伤，所以演武者多通晓部分医理和伤科手法技术，有些成了武医兼修的名家，当时在北京最具代表性的就是刘道信和王荣彪。

刘道信，字义臣，祖籍山东省邹平县，邹平刘氏世传之正骨流派，起源于本家族先祖。刘家自明朝开始，即世传少林武技和正骨医术，传至刘道信已有数代。他自幼就读私塾，兼学家传少林武技。稍长，其父对峰公及其叔仙峰亲授接骨治伤之术，他对整骨渐渐有所领悟。自 16 岁始，代父诊疗，时亦有效。由于天资聪慧，又勤于实践，在邹平一带享有盛誉。1908 年到北平会友镖局供职，后受聘于瑞蚨祥绸缎庄，守护西郊民巷库房，兼疗跌打损伤及教授武术，之后在北京西城和平门内南翠花街正式悬壶行医，深受患者拥戴。

王荣彪是另一位少林派的正骨按摩医家。王荣彪，字锡鹏，河北省安次县人。王荣彪的父亲是安次县远近闻名的正骨医生，善武术。王荣彪在少年时在家习武及学习正骨术。

光绪年间，王荣彪来到北平，由于武术卓绝，被公认为"北方大侠"，万赖声所著《武术汇宗》一书有记载。其除武功出众外，正骨医术亦大受赞誉，曾被南京政府聘为正骨科总监考。1930 年以后在北平隆福寺内设医馆，专治骨伤等病，行医授徒，是一位医、武结合的民间正骨医生，刘寿山曾受到王荣彪指点。

动荡的社会环境，加上废止国医论的影响，使得中医的发展相对缓慢，但由于民众的需求，也给了各派医家们提供了从业的群众基础、成名的机会和开山立派的机遇。

各医家流派在动荡时期的历练中，或很好地生存下来，开山立派，或凭一技之长隐于民间而成一代大家，或消失在历史的洪流中。这是一个去粗取精、自然选择的过程。

这一时期，成名立派者若要广收门徒，将本流派发扬光大则比较困难。有几个原因：社会动荡，生存第一；师授徒未必全授，总要留一些后手。如杜自明老先生在《中医正骨经验概述》一书中曾提到，由于旧社会制度的影响，拜师求教也只能学到一丁半点的东西。即使他自己收徒，也不肯全盘教人，怕"教好学生，饿死先生"。

这一时期燕京骨伤手法流派发展的主要特点是：各流派的创始人或重要传承人开始崭露头角，但在流派的传承与发展上难以有很大的进步。

（3）新中国成立后——流派的兴盛与百家争鸣：新中国成立，百废待兴，中医事业更是如此。1954年6月，毛主席指示："即时成立中医研究机构，罗致好的中医进行研究，派好的西医学习中医，共同参加研究工作。"周总理督促卫生部于9月12日派鲁之俊、朱琏、何高民负责筹建中医研究院，并且从全国各地聘请中医名家来京工作，其中就包括杜自明、葛云彬、尚天裕。葛云彬、杜自明均在广安门医院工作，这使得广安门医院成为当时骨伤手法流派的汇聚之地，为流派的再融合创造了先决条件。

另外，许多在北京已经成名的中医在党的中医政策感召下，放弃私业，就任公职。如刘道信放弃私业后在广安门医院工作，夏锡五在护国寺医院开展宫廷正骨，曹锡珍到宣武医院按摩科工作。

这一时期，由于社会稳定，政策扶持，各流派对本派学术思想、技术特点，做了较为全面的总结、整理，并多著书立说，以图书、影像资料、幻灯片等形式保留了本流派的学术内容。许多当代有影响的中医骨伤手法流派均在此时得以发展。

第二节　燕京骨伤手法流派各派别的确定

历史上流派划分方式有很多种，目前较为通用的是三要素分类法。流派划分的三个要素或称流派形成应具备的三项条件是：其一，明确的中心学术思想；其二，反映本派学术思想的代表性著作；其三，传承轨迹明显的人才链。

在地方性流派的整理中，我们发现一个流派的流传广度，与患者对此流派的认知度、同行对此流派的认可度息息相关。也就是说对本地区学术发展的影响程度与范围，也是划分这一流派传承的重要依据之一。

国家"十一五"科技支撑计划——当代名老中医学术流派分析整理研究项目提出了中医学术流派的划分标准，有以下6点结论：①必须有一个或几个学术上的代表人物（领军人物、宗师、创始人、中坚人物等）是其鲜明学术观点的提出者。②必须有一群学术上的拥戴和传播者传承和发展其学说（传人）。③在学术上要有创新，在理论或方法上标新立异，旗帜鲜明。或者在一门学问之中创立了新的学说，或者提出了该学说中的不同的学术观点，或者治学上有独特的风格与方法，或者在临床上有独特的治疗技术和方法。④要有一定的代表著作。这些著作要能记载和反映该学术流派的学术思想与治学方法。⑤要有相当的临床实践（医案）和影响，有一大批患者受惠于其学术主张。⑥能绘制出"学术流派分布图"，包括学术传承体系分布图、地域分布图等。

我们认为在流派的传承过程中，其传人在当代仍应保留着明显本流派的风格特色，否则很难传承此流派的精髓，从而也失去了能与其他流派做深入比较的平台。所以目前此流派的理论和技术特点是否仍然保留，虽不是划分流派的必要条件，但却是进一步研究此流派的重要基础。

　　在此基础之上，我们以代表人物和传承人的人才链、学术思想体系及代表著作、主要流传的范围作为确立流派的基本依据，整理出燕京地区的八大派别，即清宫正骨流派的夏氏支派和刘氏支派、曹锡珍经穴按摩流派、刘道信骨伤手法流派、宏庙董氏骨伤手法流派、杜氏骨伤手法流派、葛氏骨伤手法流派、双桥罗氏骨伤手法流派。

参考文献

　　[1] 谢阳谷.百年北京中医[M].北京：化学工业出版社，2007.

　　[2] 王键，牛淑平.谈地域医学的研究价值——从新安医学谈起[C].中华中医药学会：全国第三次中医学术流派交流会论文汇编，2011.

　　[3] 陈仁寿.江苏主要中医流派分类与特点[J].中医药文化，2009（4）：19–22.

　　[4] 杨善民，韩铎.文化哲学[M].济南：山东人民出版社，2002.

　　[5] 郭宪和，佟乐康.宫廷秘法——伤筋、错缝的手法治疗[M].北京：华文出版社，1994.

　　[6] 索延昌.京城国医谱[M].北京：中国医药科技出版社，2000.

　　[7] 李广钧，等.北京卫生史料.中医篇[M].北京：北京科学技术出版社，1996.

　　[8] 张兆云，张玉河，温丽.周总理关怀中医药事业史实回顾[J].中国中医药信息杂志，1998，5（1）：3.

　　[9] 严世芸.海派中医的形成及特征[C].全国第三次中医学术流派交流会论文汇编，2011，8：3.

［10］丁继华.现代中医骨伤科流派菁华［M］.北京：中国医药科技出版社，1990.

［11］徐江雁，谢阳谷，鲁兆麟.中医学术流派演绎［J］.北京中医药大学学报，2003，26（3）：15-16.

［12］郑身宏，龚慧涵，金小洣.中医学术流派刍谈［J］.江苏中医药，2010，42（6）：66.

下 篇

燕京骨伤手法各家流派特点

第四章

清宫正骨手法流派

第一节　清宫正骨手法流派

一、清宫正骨手法流派理论基础

《正骨心法要旨》收录于《医宗金鉴》。《医宗金鉴》成书于清·乾隆七年（1742），全书共90卷，是我国综合性医书中最完备又最简要实用的一部医学巨著，对后世影响很大。《医宗金鉴·正骨心法要旨》是清代御医必修读之书。

《正骨心法要旨》共4卷，系统总结了清代以前骨伤科的诊治经验。重点论述了正骨八法、牵引固定方法，以及外敷、内服药物的临床应用，并详细介绍了内伤症的诊治方法，对人体各部位的骨度及损伤的治法均详加记录，图文并茂。

《正骨心法要旨》强调手法治疗的重要性，该书开篇即"手法总论"。这篇总论是伤科医生手法治疗的指导原则，也是宫廷正骨流派的手法理论基础。

1. 手法理论体系

《正骨心法要旨》从手法的概念，以及其重要性、特殊性、操作要求等方面阐述了手法理论的层次与内涵。

（1）定义手法的概念：即"夫手法者，谓以两手安置所伤之筋骨，使仍复于旧也"。其中"安置所伤之筋骨"是方法，"复于旧"是目的。《正骨心法要旨》明确地提出了手法的目的是"复于旧"，也就是使之康复的过程。

（2）手法的重要性：手法总论中强调"手法者，诚正骨之首务哉"，说明了手法的重要性。

（3）手法的特殊性："……诚以手本血肉之体，其宛转运用之妙，可以一己之卷舒，高下疾徐，轻重开合，能达病者之血气凝滞。"说明手法是通过医者的手来完成的治疗方法，因此医者会根据自己的身体特点、接触病家身体的手下感觉来判断疾病的程度、转归，进行适当的手法治疗。手的直接接触也是手法区别于其他外治疗法的显著标志。

（4）手法操作的要求

①心法为上，心明手巧："机触于外，巧生于内，手随心转，法从手出。"

手法操作时，要求心明手巧，在《伤科汇纂·手法总论》中进一步解释了心明手巧的内涵，即"虽在肉里，以手扪之，自悉其情，法之所施，使患者不知其苦，方称为手法也……盖正骨者，须心明手巧，既知其病情。"

②手法审慎，不可乱施："伤有重轻，而手法各有所宜。其瘥可之迟速及遗留生理残障与否，皆关乎手法之所施得宜，或失其宜，或未尽其法也。"

手法在应用时，要根据身体壮弱，施以合适的手法，即如原文所讲："或其人元气素壮，败血易于流散，可以克期而愈，手法亦不可乱施；若元气素弱，一旦被伤，势已难支，设手法再误，则万难挽回矣，此所以尤当审慎者也。"

③素知其体相，识其部位："一身之骨体，既非一致，而十二经筋之罗列序属，又各不同，故必素知其体相，识其部位。"明确要求医家对伤病应该具有较高的认识，强调医家必须重视基础知识，重视筋与骨的结构特点。

2. 正骨八法

（1）何为正骨八法

《正骨心法要旨》总结正骨八法：摸、接、端、提、按、摩、推、拿。摸者，用手细摸所伤之处，通过触摸诊断筋骨损伤疾病。接者，谓使已断之骨合拢续接一处。端者，盖骨离其位必以手法端正之。提者，谓下陷之骨提出如旧也。因此，接、端、提三法主要用于治骨。按法、摩法，盖为皮肤筋肉损伤而骨未断者设也。推法、拿法，或有骨节间微有错落不合缝，或有筋急纵伤转摇不便利，运动不自如者，惟宜此法以通经络气血也。可见，推、拿、按、摩四法主要用于治筋。

同时作者也指出："八法之大略如此。至于临证之权衡，一时之巧妙，神而明之，存乎其人矣。"这说明手法的临床运用要灵活多变，根据证情而定，不是一成不变的。

（2）正骨八法的特点

①诊断为先，摸法为纲：先摸其或为跌仆，或为错闪，或为打撞，然后根据法治之。

②骨断离陷，法接端提：接、端、提三法主要为接骨而设。这三法均是手法的原则性概念，而非单纯的技法。在治疗中，医家应根据具体病情，"或用手法，或用器具，或手法、器具分先后而兼用之"，这完全在于"医者之通达也"。《正骨心法要旨》对手法的

力度、方向等均有一定的要求，即"必量所伤之轻重浅深，然后施治"，如提法"倘重者轻提，则病莫能愈；轻者重提，则旧患虽去，而又增新患矣"；端法则"须不偏不倚，庶愈后无长短不齐之患"。

③筋伤骨错，按摩推拿：按摩推拿更加侧重对"筋肉伤""骨缝错"的治疗。

按摩，《正骨心法要旨》中定义为"按者，谓以手往下抑之也。摩者，谓徐徐揉摩之也。"按摩法是为"皮肤筋肉受伤，但肿硬麻木，而骨未断折者设也"，目的在于"通郁闭之气，散瘀结之肿"，用于"或因跌仆闪失，以致骨缝开错，气血郁滞，为肿为痛"之证。

推拿，"推者，谓以手推之，使还旧处也。拿者，或两手一手捏定患处，酌其宜轻宜重，缓缓焉以复其位也"。推拿法是在"伤虽平，而气血之流行未畅，不宜接、整、端、提等法"时使用，目的在于"通经络气血"，用于"肿痛已除，伤痕已愈，其中或有筋急而转摇不甚便利，或有筋纵而运动不甚自如，又或有骨节间微有错落不合缝者"。

二、清宫正骨流派的形成与发展

爱新觉罗·伊桑阿是早期绰班御医的代表人物之一。《清史稿》记载："觉罗伊桑阿，乾隆中，以正骨起家，至巨富。其授徒法，削笔为数段，包以纸，摩挲之，使其节节皆接合，如未断者然。乃如法接骨，皆奏效。"由此可见，伊桑阿十分重视接骨的手法和基本功训练，并且对正骨八法的"接"法理解深刻，技巧纯熟，对接骨的要求也很高，要严丝合缝如未断时一般，自然愈合快，功能恢复也好。

另一位十分重要的绰班御医代表人物是蒙古医生长德寿田。他生活于道光、咸丰、同治、光绪年间，传授弟子有怀塔布、桂祝峰、景隆、荣志、崔海峡五人。德寿田在传承中注重正骨八法中的摸法，要求上驷院绰班处的御医们必须真正领悟其中的奥妙，做到"则骨之截断、碎断、斜断，筋之弛纵、卷挛、翻转、离合，虽在肉里，以手扪之，自悉其情"。在诊断正确的基础上再施以手法，务必做到"法之所施，使患者不知其苦，方称为手法也"。在功法、功力的传授上，德氏强调要两者兼修，不可偏废，指出练功时要意念归一，治病亦然，并传有如意棒练功法。

清亡后，其传人从宫廷走向民间，逐步形成了以刘寿山、夏锡五为代表的宫廷骨伤手法流派的两大支系。

第二节　刘寿山宫廷正骨支脉

一、概述

刘寿山（1901—1980），名泉，字寿山，北京市人。自幼随舅父学习针灸，19 岁拜文佩亭先生为师，注重武术健身，在继承文佩亭正骨经验的基础上，结合自身临证体会，对骨伤科颇有心得。新中国成立后，曾与朱格一合作创办正骨讲习所，后于北京东城区、朝阳区一带开业行医。1959 年，受聘于北京中医学院，任东直门医院骨科副主任、主任。

刘寿山治骨伤病，历近 60 年，并致力于教学、临床工作，在编撰教材、课堂讲授的同时，还注重口传心授的传统教学方法，培养了大量中医骨伤人才。

二、传承路线

刘寿山传人主要有武春发、孙树椿、臧福科、奚达、孙呈祥等。

1. 孙树椿

孙树椿，1939 年出生，河北省蠡县人，1964 年毕业于北京中医学院中医系，一直从事骨伤科的临床、科研和教学工作。作为国家级非物质文化遗产项目"北京清宫正骨流派"代表性传承人，以发展中医骨伤特色优势为中心，以中医药理论的学术思想为主体，以"清宫正骨"为特色，在诊断思路方面提出"首重查体、手摸心会、功能为主、影像为辅，病证合参"的诊断思路。在手法治疗方面以"轻巧柔和，以痛为腧"为特色，注重轻巧柔和，使患者在治疗中"不知其苦"。开展的"颈椎不定点旋转手法"（孙氏手法），被国家中医药管理局列入中医临床实用技术推广项目，在全国推广。在方药应用方面认为"内外兼治、气血辨证，以血为先"，强调治疗要兼顾局部与整体，审证求因，在手法治疗的同时，也很重视内治的调理，做到内治与外治相辅，强调配合中药活血化瘀，通络止痛，研制出颈痛颗粒、腰痹通胶囊和筋骨止痛凝胶等中成药。在预后方面，注重"动静结合、注重身心（心理）康复"。

参与创立了中华（中国）中医药学会骨伤科分会（骨伤专业委员会）并历任常务理事、副主任委员、主任委员；世界中医药联合会骨伤科专业委员会会长以及北京中医药学会骨伤科专业委员会主任委员及名誉主任委员。在任职期间，结合骨伤学科的特点，首先提出了"运动系统损伤和疾病"的概念。落实吴仪副总理"名院、名科、名医建设"指示，率先提出并组织评出骨伤名师、骨伤名科；在标准化建设方面，率先提出并组织完成了《中医骨伤科常见病诊疗指南》，推动了中医骨伤科建设和发展。

作为硕士、博士、博士后导师以及全国第三、四、五批名老中医药专家学术经验继承工作指导老师，在学习中强调德才兼备，以"医者仁心"为宗旨，疗伤治疾，不为谋利；以弘扬中医为己任，坚持"手法诚正骨之首务哉"。经他培养学生及弟子近百人，进修、实习人员更是难以数计。这些人大多已成为当前中医骨伤科的中坚力量。2008年被国家中医药管理局评为全国名老中医药专家继承工作"优秀指导老师"。2007年在"首届中医传承高徒奖"颁奖会议上，其第三批全国老中医药专家学术经验继承人朱立国、张军获得了"首届中医传承高徒奖"。

主编著作有《临床骨伤科学》《中医骨伤科学》《中医药治疗颈痛》《中医筋伤学》《中医筋伤学》《中国医药保健推拿图谱》（英文、德文、法文、西班牙文）、《实用推拿手法彩色图谱》《筋、骨缝损伤》《刘寿山正骨经验》等十余部。作为全国高等中医院校骨伤科系列教材编委会主任委员，组织编写了"全国高等中医院校骨伤科系列教材"共14本；2019年教育部在本科教学目录中恢复中医骨伤科学专业，再次担任中医骨伤专业院校教材编审委员会主任委员，组织编写突出中医特色的实用教材。

在科研及学术著作方面，率领团队获得省部级一等奖11项，二等奖6项和三等奖多项。作为主要参与人，分别于2009年及2017年获国家科技进步奖二等奖。并于2017年5月获"首届全国百名名中医"称号。

其主要传人有方建国、郭学勤、朱立国、张军、罗杰、齐越峰、王尚全、赵国东等。

2. 臧福科

臧福科，1937 年出生于山东省烟台市福山区臧家村，1957 年考入北京中医学院，1963 年毕业后留校任教，曾任推拿教研室主任、副教授，东直门医院按摩科主任；兼任全国推拿学会副秘书长、北京市正骨按摩专业委员会委员。

臧福科除师承刘寿山正骨流派之外，学术上尚宗《医宗金鉴》，主张从整体观点出发，强调手法的运用，既要刚柔相济，又要刚柔有别，辨证施法，各得其用，不拘泥于一法、一派之医技，而应兼取众家之长。

臧福科擅长伤疾、内脏病和小儿疾病的推拿治疗。在手法上独具特色，尤擅用振法，广泛应用于伤科、内科、妇科等疾病中，疗效突出。其传人有刘长信等。

三、刘寿山主要学术思想

1. 对筋骨的认识

刘寿山认为人体的骨骼有明硬骨、软骨及额外骨之分，并且具体指出明硬骨 204 块，软骨 64 块，髌骨及牙齿称为额外骨。"明硬骨"相当于现代解剖学的骨骼系统；"软骨"所指较为复杂，其中有些是软骨，有些则是较粗大的韧带、肌腱等组织。刘寿山认为人体的筋有 485 条，按其所在部位和作用命名。同时提出在脊柱、四肢各大关节及手足部位均有"伸、屈、力、通"4 种筋道，它们各司其职，而又相互协同，起着支持人体和运动人体的作用。"伸、屈、力、通"形象地描述了筋在骨关节运动中所起的内外平衡而协调的相互关系，将部分粗大的肌腱、韧带归入软骨，体现了刘老对筋骨关系、作用的认识。

2. 手法特色

刘寿山强调手法的重要性，提出"七分手法三分药"的观点。在继承前人经验的基础上，把骨伤科治疗手法归纳为"推、拿、续、整、接、掐、把、托"的接骨八法；"提、端、挪、正、屈、挺、叩、掐"的上髃八法；"戳、拔、捻、搏、归、合、顺、散"的治筋八法；"提拿、点、推、揉、打、劈、叩、抖"的舒筋八法。

刘寿山手法区别于其他流派手法的一个重要特点是套路手法，即将几个手法有机地融合在一起，可起到事半功倍的效果，如颈部伤筋用端提旋转捻散法。

根据四肢各关节的特点，刘寿山将肩、肘、髋、膝各部分成若干个"缝"，每个缝的损伤采用不同套路的手法，如腕部损伤，采用"八面缝"手法。

在点穴法中，刘寿山常采用"多指多穴法"，如肩部的三指三穴、膝部的六指六穴法等。在操作中充分应用内功，在灌气颤抖中逐渐加大力度，由表入里，深达病所，以活血行气镇痛。

四、刘寿山学术思想的发展

数十年来，孙树椿在继承师长的基础上，广泛吸收现代医学成就，结合自身经验加以提炼，形成独具特色的孙氏筋伤学术思想。

1. 理论与临床并重

孙树椿强调学习手法必须对人体正常的筋骨结构关系有清楚

的了解，如《医宗金鉴·正骨心法要旨》所述："必先知其体相，识其部位。"如果解剖学知识缺乏，仅凭"手摸心会"来"知其体相"，显然是很有限的。另外，手法是一门临床学科，只有应用于临床，才能显示其神奇功效。他常教育学生"心到、眼到，不如手到"，只有多接触患者，才能找到手下的感觉，才能把理论运用在临床诊治中。

2. 辨病辨证，相互结合

孙树椿认为，有病就有证，辨证才能识病，两者是密不可分的。临床诊治时，既要辨病，又要辨证，只有病证合参，才能选用适当方药、恰当的手法。

辨病与辨证结合包括了两个方面：一是中医辨病与辨证相结合，这是以中医的基本理论作指导，在中医病名诊断的基础上再进行辨证；二是中医辨证与西医辨病相结合，这就是在明确西医诊断的同时，进行中医辨证施治，有利于进一步明确具体病位、病理和转归等，洞悉疾病的性质，使治疗针对性更强。例如脊髓型颈椎病，一般都认为应手术治疗，但本病从中医角度认识有"痹证""痿证"之分，痹证可以采取非手术治疗，并能取得良好疗效。

3. 筋伤手法，轻巧柔和

孙树椿在继承刘寿山学术思想的同时，运用现代的解剖生理学和病理生理学知识对其进行了规范整理。在保持疗效的基础上，精炼了手法，使之便于学习和推广，逐渐形成具有孙氏特色的筋伤手法。

孙树椿教授认为，手法的疗效靠的是手法本身，指出"筋喜柔，不喜刚"，在手法运用上尤其强调轻巧柔和、外柔内刚，力量由轻渐重，治疗中使患者在并不感到痛苦的情况下即获得症状的缓解或痊愈。

孙树椿教授将恢复筋骨、关节的平衡作为筋伤治疗的切入点，重视摸法，通过手摸心会，了解筋骨关节的形态及筋结的部位、大小、硬度，组织解剖与临床症状的对应关系，深部病变在浅表部位的反映等，结合影像学检查，对病变做出立体的综合分析。临床上强调心法优于手法，诊断要先明于心，才能做到治疗随应于手。针对复杂多样的筋伤病证，孙树椿教授对"知其体相"自有一套独到的见解与理论。如对神经根性病变的诊断，不局限于了解神经支配区的症状范围与程度，还要进一步了解神经出口处因受压、刺激而产生的渗出与粘连，在体表通过摸法感受筋结类异常，并将其作为治疗的重点，通过疏通经络、松解粘连、解除痉挛、纠正错位等，可迅速缓解病情，效如桴鼓。

孙树椿教授治筋手法一般分三步：预备手法、治疗手法和善后手法。预备手法宜轻柔和缓，主要对痛性筋结施以按揉手法，在改善椎体失稳的同时，还可松解粘连。

另外，孙树椿教授讲究辨证施法，因病、因人、因部位而异。针对病情、体质，选择的手法和应用的力度也不相同，做到"一推一拿，视其虚实而用之"。强调"粗守关，上守机"，了解筋伤发生的病机，是治疗筋伤的关键。恰当掌握推拿按摩的深度、旋扭扳转的角度、按压复位的力度、提牵拉伸的限度，利用筋骨、关节、肌肉的运动，因势利导，不施蛮力。对关节运动障碍病证，按摩时需要配合主动、被动运动，使其粘连在运中求松、动中求解，筋骨关节的功能和平衡也在运动过程中逐渐恢复。临床上孙树椿教授常以手法为治疗筋伤的主要方法，如放松手法和运动关节手法。放松手法以推、拿、振、点、按、摩、散、搓、击打、捋顺等为主，讲究用力柔和、稳妥、深透，点、面、线结合。"点"指痛点、腧穴、筋结，是放松手法的重点；"线"是沿经络、肌肉的走向做梳理通顺的手法；"面"是指对病变周围拘急紧张的筋膜肌肉做大面积的捋顺搓摩。操作时手随心转，意聚掌指，避免用力重滞，对浅表组织造成损伤。运动关节手法以伸屈法、摇法、戳法、旋转法、扳法、抖法、归挤法为主，是针对脊柱、关节的紊乱而设，讲究功法纯熟，谙悉筋骨纹理，四两拨千斤，最忌蛮力粗暴。

4. 内治外治，相辅相成

孙树椿教授强调治疗要兼顾局部与整体，审证求因。由于筋伤疾病多以局部损伤为主，因此治疗时，既要注意局部，又要兼顾全身。内治强调活血化瘀、通络止痛。创制腰痹通胶囊、颈痛颗粒、颈椎Ⅲ号方等内服方药，以及洗药方等外用方药。

5. 功能锻炼，动静结合

孙树椿教授认为，在筋伤的治疗中，动静结合也同样有着实际的临床意义。筋伤常常发展成为慢性疾患。伤后经络受阻，气血瘀滞，血肿形成，引起疼痛和功能障碍。因此，筋伤的愈合需要固定一段时间，以利于筋伤的修复，这即是"静"。同时，由于血肿形成，若瘀血不去，日久气血凝滞，血不荣筋，容易导致筋肉挛缩、疼痛、活动受限等症。因此，除一定时间的"静"外，也需要注重局部及全身的功能锻炼，使气血畅通，筋肉得养，这即是"动"。

五、基础手法

1. 基础二十法

（1）伸屈法：伸即拔伸牵拉，屈即屈曲折返，是对活动受限制的关节被动伸展或屈曲的一种运动关节手法。

功效：具有松解关节粘连、解除软组织痉挛或关节内组织嵌顿及滑利关节的作用。适用于各部位的关节功能受限、僵直、疼痛等。

（2）摇法：摇法是以关节为轴，使肢体做环转运动的一种手法。有单手摇和双手摇之分，并常与拔伸法合并使用。

功效：具有舒筋活血、滑利关节、松解粘连、增加关节活动度等作用。本法可预防和治疗关节部位的痉挛、粘连、僵直等活动障碍性病症，以及关节酸痛不适等功能性疾病。

（3）戳法：戳即戳按之意，是用手指或手掌在损伤部位快速按压的一种手法。戳法与按法不同，按法是固定不动向下按压，戳法是在向下按压的同时有轻微的滑动。临床上分为掌戳法和指戳法（图 4-1）。

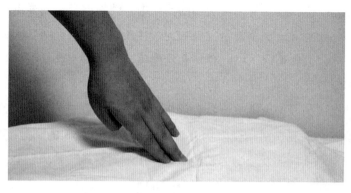

图 4-1 指戳法

功效：常用于治疗各种关节紊乱症以及关节周围肌肉起止点的损伤。

（4）旋转法：旋转法是双手向相反方向用力，被动旋转躯体的一种手法。临床上可分为一般旋转法、快速旋转法和定位旋转法。

功效：本法可纠正小关节的细微错动，滑利关节，解除粘连。多用于颈椎及胸腰椎的病症，如脊柱小关节紊乱症、椎间盘突出症、急性腰扭伤、棘突炎等，尤其对于因颈腰椎小关节紊乱所致的颈肩腰腿痛有良好的治疗效果。

（5）弹拨法：弹，是用拇指和食指指腹相对提捏肌肉或肌腱再迅速放开使其弹回的一种手法；拨，是以指端置于肌肉、肌腱等组织一侧，做与其走行垂直方向的滑动。二者可单独使用，也可合并使用。

功效：具有舒筋活络、畅通气血、解除软组织粘连等作用。常用于浅表部位的肌肉、肌腱损伤、粘连和肥厚增粗等症。

（6）㨰法：是用手背部在体表一定部位连续往返滚动的一种手法。临床分为立㨰法和侧㨰法（图4-2）。

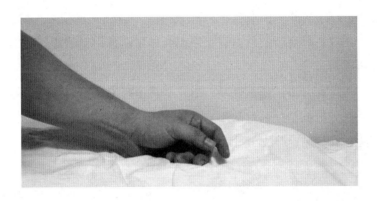

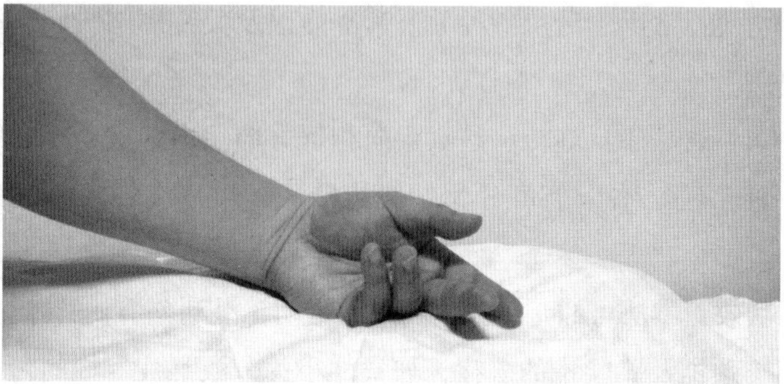

图 4-2 㨰法

功效：具有促进血液循环、舒筋活络、解痉止痛、消除肌肉疲劳的作用。本手法临床应用广泛，尤其适用于肌肉组织丰满的部位。

（7）扳法：是用双手向同一方向或相反方向用力，使关节得以伸展的一种被动运动关节类手法。

功效：具有解除粘连、纠正关节错位、滑利关节的作用。常用以治疗关节功能障碍、颈肩腰腿痛等病症，对脊柱侧弯、生理弧度改变等也有整复作用。

（8）振法：是指以振动力作用于损伤部位，使该部产生震颤感而治疗疾病的一种手法。

功效：具有行气活血、祛瘀镇痛作用。常用于治疗胸肋部轻度扭挫伤。

（9）击打法：是指以拳、指或掌背击打患处而治疗疾病的一种手法。根据治疗部位的不同可分别选用空拳击法、掌击法、拍打法、搧打法、劈法（图 4-3）等。

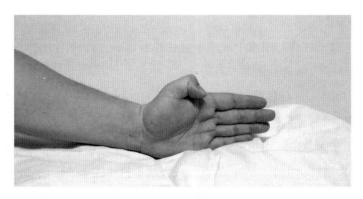

图 4-3 劈法

功效：具有舒散筋骨、解痉镇痛、消除疲劳的作用。多用于治疗肌肉酸痛、痉挛拘紧或用于重手法的后续治疗。

（10）点穴法：是以手指着力于某一穴位逐渐用力下压的一种以指代针的手法（图 4-4）。

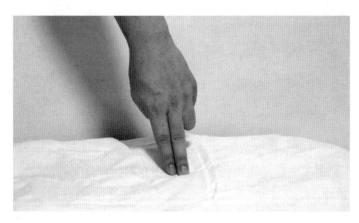

图 4-4 点穴法

功效：具有方便易行、刺激有力又柔和、力量强弱易控制、全身各穴位均可应用的特点。临床上常与揉捻法配合应用，使之刚中带柔。

（11）**抖法**：用双手或单手握住患肢远端，轻轻用力做小幅度的上下连续颤动，使关节有舒松感。

功效：具有疏通经络、滑利关节的作用。常用于四肢肌肉和关节的损伤、粘连或功能障碍性疾病。

（12）**推法**：用指、掌或其他部位着力于人体一定部位或穴位上，做前后、上下、左右的直线或弧线推进（图4-5）。

功效：具有疏通经络、消瘀散结、活血止痛、缓解痉挛的作用。适用于风湿痹痛、肌肉拘急疼痛、软组织损伤等。

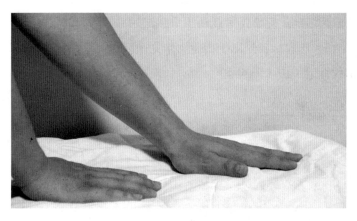

图 4-5　推法

（13）**拿法**：是指拇指与其他四指相对，捏住某一部位或穴位提拿捏揉的一种手法。

功效：具有疏通经络、解痉止痛、松解软组织粘连、解除疲劳的作用。常用于颈肩、四肢等部位，治疗颈肩痛、四肢关节及肌肉酸痛等症。

（14）**按压法**：是用手掌、肘尖或足部着力在体表的某一部位，逐渐用力向下按压的一种手法（图 4-6）。

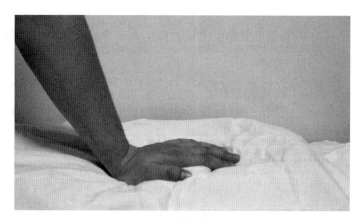

图 4-6　掌根按压法

功效：具有疏通筋脉、解除筋脉拘紧、调整小关节紊乱的作用。

（15）摩法：是用手指或手掌附在体表的一定部位，做环形而有节奏抚摩的一种手法。作用力温和而浅在，仅达皮肤及皮下。

功效：具有活血散瘀、消肿止痛的作用。

（16）揉捻法：用大鱼际、掌根或指面于一定部位或某一穴位，做轻柔和缓的环旋运动。其作用力可达皮下组织，也可深达肌层。

功效：具有解痉镇痛、松解软组织粘连的作用。多用于治疗局部疼痛，也用于软组织粘连性疾病或重手法的后续治疗。

（17）散法：以掌根部着力于体表，腕部做快速左右摆动推进动作。

功效：具有舒筋活血、散瘀消肿、解痉止痛的作用。常用于腰背、下肢的风湿痹痛，肌肉拘紧疼痛及重手法的善后治疗。

（18）归挤法：归挤即归合、相挤之意，是以双手掌或双侧拇食指施力于患处，对称用力向中间挤合的一种手法。

功效：具有消散筋结，舒筋止痛，调节掌、跖诸关节紊乱的作用。

（19）搓法：以双手掌置于肢体两侧面，相对用力，做方向相反的来回快速搓揉，或以拇指尺侧面及食指桡侧面在患部搓动。

功效：具有疏通经络、行气活血、放松肌肉组织的作用。用于软组织损伤、肌肉拘紧痹痛或重手法后的善后治疗。

（20）捋顺法：以手掌着力于肢体，做上下方向来回运动，从肢体远端推向近端为捋法，反之为顺法。

功效：本法能捋顺筋脉，缓解软组织痉挛，常用于治疗四肢的软组织损伤、痉挛痹痛以及重手法后的辅助治疗。

2. 分部套路手法

孙树椿教授将人体按结构分成 10 个部位，总结出 60 组分部套路手法。

（1）头面部

头面手法：头部手法以推、揉、点、按、掐组成，通过刺激头部穴位，达到舒筋活血、祛风解表、调整神经系统的作用。

颞颌部手法：颞颌部手法包括揉捻、勾摇、归挤等，可松解粘连，使轻度位移的关节软骨盘和髁状突恢复原位。

（2）颈项部

牵引揉捻法：本手法由牵引、揉捻、旋转颈部组成。适用于颈部急性软组织损伤、颈肌筋膜炎、落枕及各种类型的颈椎综合征。具有舒筋活血、散风止痛、缓解软组织痉挛等作用。

拔伸推按法：以推按为主的此套手法可被动牵拉颈背肩部软

组织，故对于软组织损伤后的组织僵硬有松解粘连、通络止痛的作用。

快速旋转法：快速旋转法迅速有力，适用于颈肌肉较松弛的患者。

坐位旋转法：坐位旋转法沉稳准确，易于掌握，大多数患者均可应用。

卧位旋转法：卧位旋转较稳妥，有足够的牵引力，常用于寰枢椎半脱位的患者。

（3）胸部

提端法：常用于治疗肋软骨炎、肋骨挫伤。

拍打法：是击打法在胸部的应用，常用于治疗肋软骨炎、肋骨挫伤。

旋扭法：常用于治疗胸壁扭挫伤（岔气）。

（4）腰背部

应用腰背部手法除注意一般禁忌证外，对于经期、妊娠期患者应慎用或禁用。

捏脊法：多用于腰背部肌肉劳损、痉挛等症，并可增强机体抵抗力，调节自主神经功能紊乱所致衰弱等、消化系统功能紊乱所致的便秘腹泻等，尤其对儿童消化不良症效果显著。

推拍弯腰法：多用于损伤后腰前屈受限者。

拔伸屈按法：多用于腰椎间关节损伤、骶髂关节扭挫伤及半脱位。

三扳法：可广泛应用于腰部损伤及腰椎间盘突出症。

腰腿戳按法：多用于腰骶关节部的扭挫伤及微细错位。

抖腰法：快速抖动牵拉，使腰部肌肉放松，松解小关节的绞锁、粘连，调整其错位。

过伸推按法：多用于腰椎小关节紊乱症、腰椎间盘突出症、急慢性腰肌劳损等。

仰卧晃腰法：多用于腰部软组织劳损、腰肌筋膜炎、腰前屈功能受限者。

伸膝蹬空法：用于治疗腰椎间盘突出症、腰椎管狭窄症等所致坐骨神经痛患者。

坐位摇晃法：多用于治疗腰部急性扭挫伤、坐立困难，后伸受限者。

滚床法：多用于治疗因椎间关节紊乱所致的脊柱功能性侧弯、腰椎间盘突出症等。

直立晃腰法：用于治疗急性腰扭伤、腰椎间盘突出所致腰后伸受限者。

弯腰挺立法：用于治疗腰部损伤后前屈功能受限者及腰骶关节损伤者。

挎打法：用于治疗腰部损伤后侧弯受限和一侧腰肌损伤者。

背挎法：用于腰部损伤后伸功能受限者。

摇床法：可放松软组织的紧张，用于腰部扭挫伤、腰肌痉挛等症。

腰部旋转法：适用于腰椎间盘突出症、腰椎小关节紊乱症、腰椎滑脱及腰部损伤后前屈受限者。

踩跷法：适用于身体强壮的腰背痛、腰腿痛患者。

上胸椎手法：主要治疗胸椎小关节紊乱、胸椎棘突炎、棘上韧带损伤等症。具有调整胸椎小关节错位、加快炎症吸收的作用。

（5）肩部

肩前侧手法：本手法包括拔伸摇晃、揉捻戳按、左右摇摆等。主要用于治疗肩前侧软组织损伤，如肱二头肌长、短头肌腱炎，三角肌前束的损伤等。具有舒筋活血、消肿止痛、解除粘连的作用。

肩上侧手法：本手法以拔摇、戳按、揉捻组成。主要治疗肩上部软组织损伤，如冈上肌、三角肌中束的损伤，肩峰下滑囊炎，肩锁韧带、喙肱韧带的损伤等。

肩后侧手法：本手法由拔伸、揉捻、戳按等组成。主要用于治疗肩后侧软组织损伤，如肱三头肌肌腱炎、三角肌后束损伤等。

肩胛部手法：本手法包括拔摇、戳按、顺散等。用于治疗肩胛肌、大小菱形肌、斜方肌的损伤，以及这些部位关节结构的微细错位等，具有梳理筋肉、解痉止痛、调整软组织结构紊乱的作用。

（6）肘部

肘外侧手法：本手法由拔摇、揉捻、戳按等组成。主要治疗肱骨外上髁炎以及桡侧伸肌损伤，具有舒筋止痛、解除粘连的作用。

肘内侧手法：本手法由拔摇、揉捻、戳按等组成。用于治疗肱骨内侧髁炎、前臂屈肌附着部的损伤等，具有舒筋活络、松解粘连的作用。

（7）腕手部

腕尺侧手法：本手法由拔摇、揉捻、戳按、捋顺等组成。主要用于治疗腕尺侧软组织损伤，如腕尺侧副韧带损伤、尺侧伸腕屈腕肌腱炎及尺侧腱鞘炎等。

腕桡侧手法：本手法由拔摇、戳按等组成。治疗腕桡侧软组织损伤，如腕桡侧副韧带损伤、桡侧伸腕屈腕肌腱损伤等。

腕背侧手法：本手法有两套，主要用于治疗腕背侧软组织损伤，如腕部指总伸肌腱损伤、腱鞘炎及腱鞘囊肿等，具有调整小关节微细错位、梳理筋骨、消肿止痛的功效。

腕掌侧手法：本手法的特点是借助患者伤腕之力而完成，用于治疗腕掌侧软组织损伤，如腕部深浅屈指肌腱的损伤。

第一腕掌部手法：本手法由拔摇、揉捻、戳按等组成，用于治疗第一腕掌部的扭挫折伤，以及此部位的韧带损伤、桡侧屈腕肌腱炎等，具有舒筋活络、调整腕掌部小关节紊乱、解痉止痛的作用。

第五腕掌部手法：本手法由拔摇、揉捻、戳按等组成，主要治疗第五腕掌关节部的扭挫伤、尺侧副韧带损伤、伸屈腕肌腱炎、腱鞘炎等。具有解除粘连、调整关节间紊乱、消肿止痛的功效。

下尺桡关节部手法：本手法由拔摇、归挤、戳按等组成，主要治疗下尺桡关节部位的损伤。具有舒筋消肿、调整关节间的微细错位的作用。

腕掌部手法：此手法以拔摇、归挤等组成。用于治疗腕掌部软组织损伤及关节的微细错位。具有舒筋活络、纠正关节间的微细错动作用。

第一掌指关节部手法：本手法由拔摇、揉捻、戳按等组成。主要治疗第一掌指关节扭挫伤、拇屈肌腱腱鞘炎。其他掌指关节损伤也可参照应用此法。具有解除粘连、加快组织修复的作用。

指间关节部手法：本手法由拔摇、揉捻等组成。主要治疗指间关节扭挫伤，包括伸屈肌腱及侧副韧带的损伤。

（8）髋及大腿部

髋前侧手法：本手法由拔伸、摇晃、屈按、推捋等组成。主要用于治疗髋及大腿前侧软组织损伤，如缝匠肌、股四头肌的损伤等。配合局部的弹拨、揉捻法还可治疗髂腰肌滑囊炎、大腿屈肌起点处损伤等疾患。具有缓解组织痉挛、舒筋活血、减轻疼痛的作用。

髋后侧手法：本手法由拔伸、摇晃、屈按等组成。主要用于治疗髋后部软组织损伤，如臀肌筋膜炎等。配合局部的按揉、弹拨等法，可治疗坐骨结节滑囊炎、大腿伸肌起点处的损伤等。具有缓解痉挛、松解粘连的作用。

髋外侧手法：此手法由拔摇、屈膝屈髋、外展外旋、戳按等组成。主要用于治疗髂胫束的损伤，以及损伤以后出现的下肢代偿性短缩等病证。具有缓解肌肉痉挛、减少疼痛之功效。

髋内侧手法：本手法包括拔摇、按压、戳顶等。主要用于治疗髋关节一过性滑膜炎及髋部损伤后下肢代偿性延长等。具有解除痉挛、舒筋活络的作用。

（9）膝及小腿部

膝内侧手法：本手法主要包括拔伸摇晃、揉捻、推按等，用于治疗膝部内侧软组织损伤，如内侧副韧带损伤、内侧半月板损伤等。具有舒筋活血、促进炎症吸收之作用。

膝外侧手法：本手法包括拔伸摇晃、屈膝、戳按等，用于治疗膝部外侧软组织损伤，如膝外侧副韧带损伤、外侧半月板损伤等，具有舒筋活络、行气止痛作用。

膝前侧手法：本手法由拔伸、摇晃、击打、推按、揉捻等组成，主要用于治疗膝前侧软组织损伤（如十字韧带损伤）、脂肪垫损伤或肥厚、半月板损伤后引起的绞锁、膝关节紊乱症等，具有纠正关节内微细错位、解除半月板绞锁、还纳嵌顿组织、活络止痛作用。

（10）踝足部

踝前侧手法：本手法主要由摇、拔、戳等组成，用于治疗踝部前侧软组织损伤，常见的如距骨与邻近跗骨的微细错位或绞锁、距骨周围软组织损伤等，依据损伤部位的不同，分为踝前手法、踝前内手法、踝前外手法，均具有舒筋活络、消肿止痛、解除关节绞锁、恢复距骨正常位置、促进组织修复的作用。

踝内侧手法：本手法由拔摇、揉捻、戳按等组成。用于治疗踝部内侧软组织损伤，如踝内侧副韧带损伤及踝关节的微细错位，具有舒筋活络、消肿止痛、松解粘连、调节关节的微细错位、加快组织修复的作用。

踝外侧手法：本手法由拔摇、揉捻、戳按等组成。主要治疗踝部外侧软组织损伤，如踝外侧副韧带损伤、踝关节的微细错位等。

足内侧手法：本手法由拔摇、按压、揉捻、戳按等组成。主要用于治疗足跗部内侧软组织损伤，如胫舟韧带、距舟背侧韧带、舟楔关节周围软组织损伤及舟骨半脱位等。

足外侧手法：本手法由拔摇、揉捻、戳按等组成。用于治疗足外侧软组织损伤，如跗跖部外侧韧带的损伤，以及第四、五跖骨基底部周围软组织损伤，骰骨半脱位等。

足后侧手法：本手法包括捋顺法、劈打法，可以治疗足跟部软组织损伤，如跟腱的牵拉伤、跟腱炎或腱旁膜炎等。具有促进局部血运、加快炎症吸收、松解粘连的作用。捋顺时要求着力点紧贴皮肤，力量均匀。劈法要有弹性感和节奏感，部位要准确，医者腕部要灵活。

趾跖关节部手法：本手法依动作顺序分为足背部踩法和足背部挤按法。主要用于治疗足背部软组织损伤，包括趾跖部外侧和跖间软组织损伤。具有舒筋活络、纠正跖间关节紊乱、促进组织修复的作用。

足趾部手法：本手法包括拔摇、屈伸等。主要治疗足趾部软组织损伤，如跖趾、趾间关节的扭挫伤等。具有舒筋活络、解除关节紊乱的作用。

足跟部手法：本手法包括滑顶、推捋、叩击等，主要用于治疗跟骨唇样增生、跟骨滑囊炎、跖筋膜炎、足跟脂肪垫炎等跟痛症。具有舒筋活络、解痉止痛的作用。

六、临证特色手法

1. 孙氏颈椎病手法

（1）检查手法：按照三线和三段方法进行。即患者坐位，放松颈肩部肌肉，医者站在患者背后，一手托扶患者下颌，另一手放于患者颈部，用拇指指腹沿颈后三条线：颈正中线（项韧带）、左右颈旁线（颈正中线旁开 3～4cm，两侧小关节突位置）自上而下，检查各个椎体的位置和软组织情况；同时将颈椎分为三段，即上段（颈 1、2）、中段（颈 3、4）、下段（颈 5、6、7），检查两侧椎板是否倾斜，局部肌肉张力是否对称，关节突关节是否平坦，关节囊等软组织有无肿胀、肥厚、条索样组织及压痛等病理改变，确定病变的位置。

（2）理筋手法

①以拇指揉捻法对患部组织治疗，主要针对棘突及周围软组

织、两侧后关节囊、颈后部肌肉及肩胛骨内上缘肩胛提肌附着部等部位。病变部位手下感觉有不光滑、小条索状或块状增生性改变，纤维变性的肌肉组织有砾轧感，在关节囊病变部及关节突部位常有明显压痛。以拇指对患部组织施以垂直方向揉、按及弹拨法，直至病变组织复平，患部砾轧感减轻或消失，压痛减轻。

②用双手拇指指腹交替在两侧颈部颈旁肌、胸锁乳突肌自上而下做回旋揉捻，反复 10 遍，时间约 3 分钟。

③用搽法放松颈部、肩部、上肢肌肉，力量连绵不断，反复 5 遍，时间约 3 分钟。

④用拿法对颈部两侧肌肉进行放松，反复 10 遍，时间约 3 分钟。

⑤沿膀胱经、督脉在颈部的走行方向，用双手拇指指腹进行揉捻、弹拨，并按揉肩井、风池、肩髎、天鼎、曲池、合谷等穴位，反复 5 遍，时间约 3 分钟。

经以上手法治疗，可放松肌肉、松解组织粘连，为下一步旋转手法做准备。

（3）旋转手法：以向右侧旋转为例。

①患者坐位，医者站在患者背后，用右前臂置于患者颌下，左手托住枕部。

②依据触诊检查手法及患者颈椎 X 线所见，确定颈椎病变位置。根据病变部位不同，将颈椎置于不同位置。如上段病变，将头颈屈曲 15°；中段病变，将颈椎置于中立位即 0°；下段病变，将颈椎屈曲 30°～45°（此为最大应力位置）。

③在此位置向上牵引，牵引力为 6～10kg，时间 30 秒（可使病变椎间隙充分张开）。

④保持牵引力，使患者自己向右侧旋转头部至极限角度，医者感觉锁住的情况下，以腰部的旋转动作发力，合理控制旋转角度，迅速准确地完成旋转上提动作，可听到一声或多声弹响，从而完成整个手法治疗。

2. 孙氏腰椎间盘突出症斜扳手法

（1）准备姿势（以患者右侧卧位实施手法为例）：患者双手交叉放于胸前，胯向前，肩向后，身体拧转如拧毛巾状，上部左腿尽可能屈膝屈髋，屈膝 130°左右，屈髋 80°左右；下部右腿伸直即髋关节伸直位 0°，身体呈钟表指针状，头指向 12 点，下部腿指向 6 点位置。

（2）预备姿势：根据病变部位的不同，摆放不同的位置，操作不同。L3 椎体以上突出的患者，继续保持准备姿势；L3 ～ 4 椎间盘突出的患者，腰前屈 5°左右，下部腿屈髋 15°左右（如钟表指针指向 6、7 点中间位置）；L4 ～ 5 椎间盘突出患者，腰前屈 10°左右，下部腿屈髋 30°左右（如钟表指针指向 7 点位置）；L5 ～ S1 椎间盘突出的患者，腰前屈 20°左右，下部腿屈髋 45°左右（如钟表指针指向 7、8 点中间位置）。

（3）斜扳手法：在预备姿势基础上，术者立于患者身前，左肘放于患者左肩前方，右肘放于患者左髂后上棘下 1cm 处，同时右前臂尺侧置于相应病变节段棘突与髂后上棘下 1cm 连线上。在患者腰部充分放松情况下，术者左肘推患者左肩向后上方，右肘部在前臂带动下旋转髋关节，使腰椎旋转至最大活动角度，感觉病变节段充分锁定之后，迅速用力旋转扳动腰椎，常可在相应节段附近发出一声或一串弹响声。

L3 椎体以上间盘突出者，术者右前臂尺侧置于相应病变节段棘突与髂后上棘下 1cm 处的连线上，右手掌置于病变节段的棘突周围，斜扳时右前臂在肘部带动下旋转髋关节，使其极度内收，在腰部充分锁定之后，扳髋之力大于扳肩之力，迅速用力旋转扳动腰椎；L3 ~ 4 椎间盘突出者，术者左肘推肩部向后上方，使其适度后伸，右前臂尺侧上 1/2 部置于 L4 棘突与髂后上棘下 1cm 处的连线上，斜扳时右前臂在肘部带动下旋转髋关节，使其尽量内收，在腰部充分锁定之后，扳髋之力略大于扳肩之力，迅速用力旋转扳动腰椎；L4 ~ 5 椎间盘突出者，术者左前肘推肩部向后上方，使其尽量后伸，右前臂尺侧上 1/4 部置于 L5 棘突与髂后上棘下 1cm 处的连线上，斜扳时右前臂在肘部带动下旋转髋关节，使其适度内收，在腰部锁定之后，扳肩之力与扳髋之力基本相同，迅速用力旋转扳动腰椎；L5 ~ S1 椎间盘突出者，术者左前肘推肩部向后上方，使其极度后伸，右前臂尺侧上 1/4 部置于 S1 棘突与髂后上棘下 1cm 处的连线上，斜扳时右前臂在肘部带动下旋转髋关节，使其适度内收，扳肩之力略大于扳髋之力，迅速用力旋转扳动腰椎。

上述手法操作成功后，对侧亦采取相同方法，施术一次。每周治疗 3 次，4 周为 1 个疗程。

3. 摇拔戳手法治疗踝关节损伤

内外踝错缝伤筋，系指内、外踝部的软组织损伤及内、外踝部的关节面微细错位、关节绞锁，即骨错缝。骨错缝必使筋出槽。在临床检查时，要注重辨位，找准痛点，然后再用轻巧柔和的手法施治。孙树椿教授的踝关节损伤治疗手法主要分三步。

第一步：用柔和的揉捻法对踝关节损伤组织进行放松。对病变部位采取先周围、后中间的方式，重点对病变的筋结和条索施术。手法要轻柔但尽量触及损伤部浅层，以患者不觉痛楚为度。

第二步：施用摇踝拔戳法。患者坐位，施术者双手四指握患者足底，双拇指按在患处，并在伤处揉捻，同时双手相对拔伸，环转摇晃踝部 6～7 次。在维持牵引的情况下，背伸、跖屈踝关节，然后拇指按在伤处进行戳按。

第三步：善后手法使用轻巧灵活的擦法、轻搓法，结束治疗。

4. 骶尾部挫伤手法治疗骶尾骨痛

骶尾部挫伤手法是由松解类手法和整复类手法组成的一种复合类手法，此手法应用于骶尾部软组织挫伤、尾骨骨折、尾骨骨膜炎所致的骶尾部疼痛。

（1）体位：患者俯卧位，骨盆下垫一枕头。医者站于患者一侧。

（2）操作

局部揉顺：医者双手拇指在骶尾部轻揉轻顺，以患者能忍受为度，反复多次。

局部戳按：一助手握踝部牵引，医者一手抱起患者双下肢，一手以大鱼际置于骶尾部，摇晃下肢数次。助手拉直下肢上抬，使腰部过伸，同时医者以大鱼际在骶尾部揉捻戳按，可重复 2～3 次。

屈膝屈髋按压：患者仰卧位。助手握住双踝，医者在一旁一手按膝前，一手按于骶尾部，两手相对用力按之。

拔伸滚动：助手拉下肢伸直，并使患者骶尾部在医者大鱼际上滚过，治疗结束。

5. 归挤拍打法治疗耻骨联合分离症

（1）体位：患者坐在床边，身体微向后仰，其右手揭在耻骨联合处。

一助手在背后扶其后背；另一助手站在患者前方，面向患者，两手握住患者双踝部；术者坐在患者左侧，以右髋部迎住患者的左髋部，用右手扣住患者右侧的大粗隆部，左手握住患者的左手腕。

（2）操作要点：助手位于患者前方，使患者双腿叉开屈曲，两足跟靠近臀部。术者令助手将两腿向前拉直、躯体前屈的同时，左手拿患者左手拍打患者之右手，同时术者之右手拉挤患者右髋部，使之向内合拢。

第三节　清宫松山堂夏锡五正骨支脉

一、概述

夏锡五（1880—1960），字常福，满族正白旗人，沈阳松山县人。光绪二十五年，被选入上驷院绰班处（正骨科）学习"绰班"，成为桂祝峰的入室大弟子。在绰班处学习的6年中，夏锡五因聪颖好学，肯下苦功，破例得到师祖德寿田（绰班德）的亲传；因医术精湛，至辛亥革命前夕，已晋升为蒙古医生长、正白旗护军六品校尉衔御医。

民国时期，夏锡五在朝阳门内北小街开设松山堂正骨科诊所，悬壶行医。新中国成立后，夏锡五积极参与成立北京中医学会相关工作，担任正骨委员会主任委员，并承担北京中医学会门诊部正骨科工作。国家落实中医政策后，积极参与组建北京中医医院中医骨科及北京积水潭医院中医骨科，并兼任中医骨科顾问。

二、传承路线

夏锡五的传人有吴定寰、冯诩、周玉宗、郭宪和、王振邦、章庆仪等。再传者有刘刚、佟乐康等。

1. 吴定寰

吴定寰1928—2008，字于一，吉林省吉林市人，满族镶黄旗，中共党员，夏锡五之女婿，跟随夏老学习医术，得其真传。

吴定寰曾跟随夏锡五在北京中医学会门诊部行医，后任北京中医学会门诊部（现名为北京中医药大学附属护国寺中医医院）骨科负责人，吴定寰还先后任北京中医学会常务理事、北京中医药大学教授、北京市卫生局高级职称评审委员会委员等，享受国务院政府特殊津贴。

吴定寰在继承和发扬宫廷正骨手法的同时，结合自身多年临床经验，摸索、形成了一套"知详备细、心慈术狠"的治疗思想和轻、柔、透、巧的手法特点，使夏锡五正骨手法更加完善和系统，对近关节骨折、颈椎病、腰椎间盘突出症等的手法治疗，效果尤为显著；著作有《夏锡五治疗骨折特点》《关节内骨折的治疗》《中医按摩》（法文版），学术论文《清代上驷院绰班处正骨手法传人夏锡五脉系源流的文献研究》及《夏氏宫廷正骨手法荟萃》（录像），获得北京市中医管理局科技成果一等奖。其传人主要有刘刚、周俊杰、徐斌、张秋石等。

2. 郭宪和

1939年生于北平。其父郭成尧重文善武，毕业于民国大学法律系，并为"鹰爪王"陈子正的得意弟子。郭宪和受家学影响，自幼耳濡目染，后随长兄学习家传武学。1956年，在原北京中医学会门诊部工作时被夏锡五先生相中，遂拜入夏锡五门下学习中医正骨，并以此为业。

郭宪和将家传武学与医理相结合，对"力"的概念有着自己的理解，专门撰文提出手法功力的存在，并详细描述了其内涵、表现及运用。郭宪和主要著作有二：一是《宫廷秘法——伤筋错缝的手法治疗》；二是《鹰手拳法》。近年来，在此基础上又有所改版而成《鹰手拳》。郭宪和将夏氏手法传于佟乐康，其鹰手拳法也有传人，甚至远及海外。

三、夏锡五主要学术思想

1. 正骨心法

夏锡五承"一旦临证，机触于外，巧生于内，手随心转，法从手出"，"法之所施，使患者不知其苦"及"盖正骨者，须心明手巧，既知其病情，复善用夫手法，然后治自多效"之意，认为医生首先自己要做到"心明"，要"有心、用心""无心则无法，心不明则法必乱"。可见，夏锡五已经领悟到了"正骨心法"的根本含义。这一思想被其弟子郭宪和先生总结为"以心法统手法"，并认为这是"上驷院绰班处正骨心法学派"建立的标志。

夏锡五继承、发展了师祖德氏传授的如意棒练功法——命名为松山堂夏氏功法。功法的基本要求是意念归一，即排除杂念，意守丹田，全身自然放松，调匀呼吸，心平气和。功法的这种意念强化了心法的修炼，也为手法的应用打下了基础。

2. 手法特色

（1）正整结实：夏锡五在正骨八法基础上，对骨折的医治提出了"正、整、结、实"的思想。

"正"是针对拔伸而言。夏锡五认为："正拔伸、斜拔伸都是为了正。初以患者为正，中以上骨为正，后以归位为正。"以患者为正还有一层意思，就是强调患者的主动配合。他认为"十斤硬拔不如一两伸"。整复骨折前，详细告知助手顺着患者主动伸出的方向拔，并嘱患者顺着拔的方向伸。医生患者一拔一伸，密切配合，肌肉容易松弛，还不易发生附加损伤。

"正"，除拔伸方向之外，还包括整复时患者体位要正，两助手对抗牵引的姿势和方向要正。复位操作手法尽量迅速正确。

"整"是指近关节骨折复位时，先要使远近骨折端尽量接近，形成一个整体后再矫正骨折的旋转和成角。

"接"即接骨。"接"是各种复位手法的目的。正和整是"接"的一部分，也是为"接"创造条件。一旦施术，要大胆、准确、迅速、彻底。正如《正骨心法要旨》所说："故必素知其体相，识其部位，一旦临证，机触于外，巧生于内，手随心转，法从手出……使患者不知其苦，方称为手法也。"

"实"有两层含义。其一是指在使用各种手法时都要"善其法，尽其法"；其二是指骨折重叠、旋转，"成角纠正后，还要仔细检查有无侧方移位"。总之，使骨折的复位要确实，一丝不苟。

（2）**知详备细，心慈术狠**：夏锡五在医治骨伤疾病时一贯主张"知详备细，心慈术狠"。

"知详"，就是对患者的病情要进行详细的了解，做到心中有数。医者在施行手法治疗之前，必须对患者病情做详尽了解，包括病史、症状及患者的主诉，必须有明确的诊断，对损伤部位认真地进行望、闻、摸、比，做到手摸心会、心知详备。《医宗金鉴·正骨心法要旨·手法总论》云："盖一身之骨体，既非一致，而十二经筋之罗列序属，又各不同，故必素知其体相，识其部位。"说明准确了解损伤的具体部位、性质、损伤发生发展的始末等因素，才能正确运用手法进行治疗。

"备细"，就是对拟施手法的力度、方向及手法操作技巧要胸有成竹，手法操作务必要施术到位，切忌敷衍了事。拟用的药物、器具要认真准备，放置于手边随时可以取用。

"心慈"，就是要求医生对患者要有慈爱之心。要充分估计患者对所施手法的各种可能反应，施术时要密切观察患者的反应，尽量减少患者的痛苦。另一方面，医者需心中有法，才能法从手出。

"术狠"，就是在知详备细和心慈的基础上，一旦施术，要大胆、准确、迅速、彻底。切忌施术不彻底，心生杂念，这样会导致施术无根，无章无法，治疗效果不佳。

知详备细、心慈术狠的治疗思想也即《医宗金鉴·正骨心法要旨》所说："故必素知其体相，识其部位，一旦临症，机触于外，巧生于内，手随心转，法从手出……使患者不知其苦，方称为手法也。"

3. 骨折固定器材的创新

在骨折的固定器材方面，夏锡五继承了上驷院绰班处的传统，使用元书纸排子固定法。

元书纸排子是用数张元书纸，根据骨折的部位，类型，伤处肌肉的张力、牵引力，反复折叠呈长方形或长条状，剪圆四角，周边剪成犬牙状，一般骨折，用大排子 2 个、小排子 4～6 个。

元书纸排子纸轻且柔，有一定的弹性和韧性，与人体表面皮肤弹性较为接近，可随骨折后肢体粗细的变化而自动塑形，很少发生压伤，用夏氏的话说就是可以"随骨随形"。对肌肉有益的收缩活动影响较少，便于把造成骨折再移位的消极因素转化为维持固定、矫正残余畸形的积极因素。大小纸排子分两层使用，既能保证固定的强度，又因小排子所留的空隙多，对肢体血液循环影响较小。根据骨折愈合的情况，可随时增减纸排的层数和应用纸排子的数目，绑扎亦可随时调整松紧度，即可"随紧随松"。

四、夏锡五学术思想的发展

1. 吴定寰

吴定寰师承夏锡五先生，潜心研习，继承和发扬了上驷院绰班处的正骨手法，形成了"轻、柔、透、巧"的手法特点。

轻，主要讲动作要轻，不用暴力手法同样能达到治疗目的，使患者在心理上易于接受。轻的另一层含义是"清"，意指手法要清楚，医者在施术前需明确各种手法的具体操作方法，强调手法功力深厚到位、手法操作娴熟准确，切忌混杂不清、手法夹杂、跳跃不定，强调手法的连贯性与准确性。

柔，是指用力柔和，强调刚中有柔、柔中有刚、刚柔相济。手法的力量要根据患者病情，并结合医生自身功力运用。对新伤用力要轻，动作要缓，而陈旧伤要逐步加重用力。对于体质较弱、病情较重的患者治疗时要徐徐用力，以能耐受为限。对于身体强壮、病情较轻的患者，用力时使患者感到患处有沉重感或酸痛即可。切忌蛮力暴力，以免增加患者的痛苦和造成不必要的新的损伤。

透，就是手的力量要直达病处，使每一个手法都达到治疗目的。手法是否深透除了需要平时的刻苦磨炼，还与治疗时精神集中密不可分。医者用双手"体会"病患损伤的情况是治疗的基础，用"心"指导双手施术是治疗的过程，以"术"直达患处消除病症为治疗的目的。医者将双手置于患处做机械运动，是手法治疗的外在表现，用"心"在病患的深处"施术"才是手法治疗的本质和核心。正如《医宗金鉴·正骨心法要旨·手法总论》中讲的："机触于外，巧生于内，手随心转，法从手出。"而且在"心神"的指导下施用手法，手法自然刚柔相济、和缓深透，达到"法之所施，使患者不知其苦"的效果。无"心"之手法就像无源之水、无根之木，力度很难以维持。而有"心"之法犹如有源之川，力量连绵不绝。同时还能避免由于手法过重、过猛、过于生硬造成的局部肌肉、筋腱、经筋等软组织损伤。

巧，是利用医生娴熟的技术，医患之间相互配合，用最小的气力、最简便的手法矫正骨折、脱位及软组织损伤。吴定寰正骨手法在治疗骨折或脱位上突出一个"巧"字，主张用"巧劲"进行骨折整复和脱位复位，并巧妙利用患者的心理，四两拨千斤，充分利用患者自身的经筋之力，达到顺势复位之效。拔伸是治疗骨折脱位的必要手段，欲合先离，离而复合。但在具体使用上，吴定寰正骨手法有着自己的特点。如骨折重叠移位明显者，须对骨折处进行平稳、持续、有力的牵引；对成角畸形者，应轻轻牵引，以矫正为主，尽量避免软组织二次损伤；在骨折断端有软组织嵌入的情况下，过于用力牵引也会造成软组织二次损伤，需轻轻尝试不同方向地牵引和抖动，方可使嵌入的组织解脱而成功复位。以上正骨手法中都有牵引，但牵引与拔伸还有所不同。牵引是治疗医生与助手对抗牵拉产生的力，是被动的，意指拔伸中的"拔"。"伸"是患者自身主动伸展产生的力，是主动的。医者拔要轻柔平稳、持续有力，并嘱患者主动伸展患肢，这样才能提高疗效，减轻痛苦，正所谓"千斤硬拔，不如一两伸"。

"巧"是"轻""柔"的综合体现，含有巧妙之意。吴定寰教授手法治疗"使患者不知其苦"，正是通过"轻""柔"来达到"巧"的目的，以患者付出最小的痛苦来达到最佳的治疗效果，尽最大可能避免二次损伤。

2. 郭宪和

（1）发展提法：郭宪和认为三提法（背提、搭提、端提三法）和定点旋扳法是清宫正骨手法流派（夏锡五）在整脊方面最具特色的手法。在手法治疗上，他不但继承其师"以心法统手法"的思想，并且结合家传武学及现代医学知识，进一步丰富、发展了夏氏提法。在二十世纪六十年代初期，由于患者增多，人力不足，同时，为了避免助手按患者双腿时使患者心情紧张而影响临床疗效，郭宪和将手法加以改良，形成了一套新的背提法。既保留了原有手法的优点，又减少了在施行手法时患者的紧张情绪与痛苦。

在颈椎病的治疗中，郭宪和多运用旋转复位法，但一些患者由于紧张难以配合，或者治疗后反应不一，由于颈椎与腰椎生理特点相同，他从1980年开始运用"夏氏提法"，结合端阳法的理念，探索出端提法，收到满意效果。

另外，郭宪和结合颈椎的生理、病理特点，在总结前人经验的基础上，对于颈椎定点旋扳法有自己独特的见解，认为最主要的临床指征是触诊。如果触摸某一部位感觉"高、厚、痛"，则适合定点旋扳法。"痛"即患者的压痛感，郭老认为压痛是这三点中最重要的；关节错位是导致"高"的直接原因；关节错位后所引起局部软组织的肿胀，触诊时就会感觉到"厚"。扳的部位灵活多变，椎板两侧、横突、椎体均可。手法运用中强调发力要整，瞬间完成。通过此法可以迅速纠正错位的颈椎关节，从而缓解症状。

（2）注重功力：郭宪和老先生注重手法功力，归纳起来原因有二。

其一，他出生于武学之家，其父为"鹰爪王"陈子正之徒，郭老少年时随其长兄学习家传的鹰手拳法。

由于鹰手拳效仿鹰之利爪创编，因此对叼抓之劲极其重视，讲究达到"分筋错骨，点穴闭气，沾衣如扪脉"的效果。"百把抓"也是鹰手入门的基本功法。

郭老将武术中对意、气、力的体会运用到手法当中，将鹰手拳法"刚、柔、阴、阳、弹、寸、脆"七力运用到手法中。

在理筋手法中注重阴柔之力，强调有意识地引导力向患者体内渗透，谓之"注力"。练习日久，这种渗透之力即可随意运用。

其二，郭宪和早年曾受教于源于脏腑图点穴流派的王雅儒先生，据郭老描述王老先生给他印象最深的就是透劲，王老先生在手法操作时常两目微闭，沉默不语，指按腹部，患者常会感到劲力已渗入到深层次。这种劲力的渗透与拳法中的功力极其相似，所不同者，一伤人，一治人，郭宪和将这一体会与自家武学相结合，逐渐形成其对手法功力的理解。

五、基础手法

1. 摸法

摸，用手接触或接触后轻轻移动，感知筋骨变化的诊断方法。正如《医宗金鉴》中所云："摸者，用手细细摸其所伤之处，或骨断、骨碎、骨歪、骨整、骨软、骨硬、筋强、筋柔、筋歪……以及表里虚实，并所患之新旧也。"所以，摸法是骨科非常重要的诊断方法。

操作：用大指、2～4指或手掌、手背接触患者的肌肤、筋骨。

用手指时多用指腹触摸；用掌是对大面积机体受损伤部位的触摸；因手掌有时温度较高，可用手背体会患处的皮肤温度。在摸法的具体运用中有三点原则。

一是先远后近。就是先由损伤部位的远侧逐渐向损伤部位触摸。在未触摸前，所谓损伤部位的确定，一方面是患者的指点，以及医者观察到的有明显损伤表现的部位，如肿胀、变色、畸形等，但这种判断不完全可靠，做触摸时范围要大于患者的主诉和望诊的观察范围，以免漏诊。另一方面，由远处渐向疼痛区中心触摸，既可减轻患者的心理障碍，又能减少患者的痛苦。

二是先轻后重。一旦触及损伤部位，首先要在表浅部位触摸，在患者能忍受的情况下再用力。

三是由表及里地触摸，这与力度的先轻后重有关。触表是以触摸皮温、肿胀及表浅筋肉的异常情况为主。对于粉碎性骨折表浅骨片的擦音等情况的触摸也是重要内容。里是指触摸骨体、筋肉的深压痛和肿胀、挛紧等情况的变化。有时则以一手固定关节或骨体的一端，另一手握住关节或骨体的另一端挤压摇动，观察和体会肢体、骨体有无疼痛、异常活动、异常音响等。

摸法是以手摸异常来确定疾病的部位与轻重，决定所施手法。但是，如何确定异常？必须手下有正常的感觉标准，这就需要大量触摸正常肢体及对比健、患侧肢体。久之常可一触即明了异常变化的所在。

2. 按法

按法则是用手指、掌、肘，或人体的某一部分对应按之处施加压力。《医宗金鉴》云："按者，谓以手往下抑之也。"应用按法时压力施在一点或一处，如要改变位置，则要重新施力，力之所施，多为与施力的承受点呈垂直或斜形走向，而无平行走向者。按法分为点、压、叩、震等方法。按的手法不同，其作用也略有所异。如点、按多在于激发经络，畅通筋脉，舒展局部关节、筋肉之不合。而叩、震之法则可振奋气血之运行，破聚散结，畅通气血等。

（1）点法：施力的接触面积较小，或者在接触面小的基础上一触即止。前者称"点按法"，后者称"点"，共称"点法"。

点按法：多用指点，如用拇指、食指，或食、中指，及各指屈曲后指关节的隆起顶端及肘尖等部位。点的部位，一般是穴位、痛点、损伤部位等。进行点按时首先用手摸准位置或看准位置之后再施以点按。开始与被点之处接触时要缓缓用力，再逐渐增加力度。在施力过程中要看患者的表情，不可力量过大。要以病情和患者的忍受能力为限度。在施加重力时，要注意被点之处是否有骨性的僵硬感，如有应停止点压，而另换部位。施力时可根据需要，一次次地施力，即逐渐加力，加到最大限度时逐渐放松一次，再同前法加力、放松，再加力，再放松，一般做 2 ～ 3 次即可。

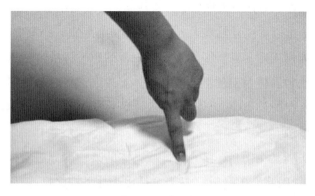

图 4-7　单指点

点法：多用于点穴。分为单指点（图 4-7）、多指点。可以中指或食指屈曲压扶于中指末节的指间关节背侧，以支持和稳定中指施行点法。也可食指、中指并行，同时点于一处。在施术时两目要注视应点的穴位，手臂抬起放松，迅速抬臂甩腕，施术手指即刻屈曲，随甩腕向前，临穴时则迅速挺直。点中穴位时要有惯力入体的意识，在手指点中穴位时，臂、腕、手指也要同时点人体相对称的两个穴位。在骨科手法中用点法较少，多用点按法。

（2）压法：压法多用掌压。它的接触面积较点法大，多用于关节部位、肌肉丰富处或穴位。压法，有单纯的压、挤压和按压等。

压法：指单纯的以掌或臂压在一处不动而施力。此法施力缓而长。逐渐加力，而后保持压力停留一段时间，几十秒至几分钟。

挤压法：多用大指或其他部位对患处进行挤压。一般要向一定方向施力，也可用另一手相助加强挤压之力。如挤压腱鞘囊肿，多用一手大指半屈曲的指间关节内侧挤住囊肿一侧，另一手大指按住患者大指指间关节外侧，待压紧之后，同时用力，向其对侧斜下方猛力挤压。有时在挤压中也可加上旋转力以增加力度。

按压法：多用于脊椎关节或肌肉丰富处。对于肌肉的按压，可一手或两手。因接触面积较大，一般是用掌与被按压处接触，按压时用力下按，抬起移动，再按压，抬起，再移动。对椎体关节的按压，多为纠正其关节错缝，力要大而快速。一般选定应按压的椎体关节后，两手掌交叉按住关节两侧，两肘半屈曲，按紧后两臂突然同时向各臂腕所指的斜下方用力按压，再借助术者上身突然前倾的爆发力来完成按压动作。力之所施要注意患者的身体素质、年龄。如女性要注意胸部卧平，不要被硬物损伤，并因其关节多较松弛，故用力要适当减少。而 40 岁以上壮年，关节紧、身肥体壮者则要适当加大力量。胸椎有后突畸形者，用力要慎重（图 4-8）。

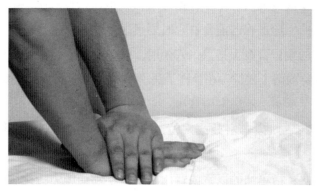

图 4-8　按压法

（3）叩法：是指用指、掌、拳叩击某个部位或穴位的方法。在运力时无论意念和方法都要有"注力"的意识，即使力在一叩的瞬间注入人体内部，也就是在叩击到人体时，除在思想上要有力随手入的想法（意识）外，在技巧上，要求叩击到人体时，有个非常短暂的停留，使力注入。

指叩法：用单指或 2～3 指、2～4 指的指端进行叩击。一般是叩击痛点、关节间隙、穴位。叩击时前臂略抬起，再伸腕屈指。叩时手腕放松，前臂略向下抡甩手腕，手指顺势前伸，一触肌肤，力发瞬间，指端击中。如入体内，有非常短暂的停留时间，再抬起，再叩击，再抬起。叩击时，手指一直保持半屈曲状，抬腕时手指肌肉放松，指端一触击点时，瞬间绷紧。

掌叩法：五指并拢，略屈掌，指关节成空心掌状。叩击时，是以空心掌的环形边缘接触被叩击的部位。掌叩的叩击面积比较大。方法与指叩法要求相同，只是在击中人体时要求整个掌的环形边缘基本同时击中。叩击可以连续快速。但是，在快速叩击中还是要有相对短暂的停留时间。力的应用，同指叩法要求相同，要把"注力"体现出来（图4-9）。

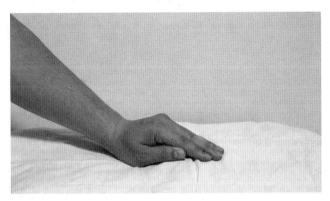

图 4-9　掌叩法

拳叩法：五指屈曲成拳，但不要握紧，拳心有空隙，食、中指端与拳心相距半厘米左右。叩击时，掌根部与 2～5 指中节背侧接触被叩击部位。叩击动作要求及施力要求均同指叩法。一般是两手轮流连续叩击（图4-10）。

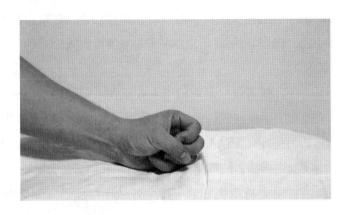

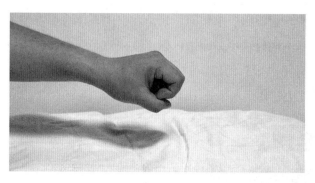

图 4-10　拳叩法、握拳法

（4）震法：多以一手掌按紧被震部位，另一手扶持患者身体或按紧被震部位的另一侧。运力时，用肩臂的爆发力推动手掌按压，要求快速短暂，即非常快速而短距离（0.3cm 左右）地连续推动，可产生较强的震动。一般连续推 3 ～ 5 次，使患者体内感到震颤。本法多用于胸廓部。

3. 摩法

摩擦接触谓之摩。摩法，是以手对人体在施加一定压力下，做较小的环形或直线来回移动的摩擦方法。《医宗金鉴》云："摩者，谓徐徐揉摩之也。"这是常用手法，包括揉法、拨法、搓法等。其作用在于通达气血，疏散瘀滞，理筋活络，解挛柔腱，并可振奋筋经，调理脉络等。本法的施力幅度可因人因病的不同而有较大差异。

（1）揉法：揉法是以术者的指掌按压在一定部位进行环形运动，运动过程中手指或掌仍紧按在皮肤上。虽然也可以缓慢移动，但这种移动仍是在环形的基础上进行有阶段的移动。揉法有大指揉、二指揉、三指揉，统称指揉法，还有掌揉法等。

指揉法：用大指指腹贴紧应揉之处做环形揉动。如用力轻，只用腕的环形旋转带动大指运动即可。如需用力较大时，则要求腕部挺直，以肩肘配合环形旋转运动带动大指运动。为了使大指的揉摩之力发挥得更可靠，要求施术之手的其余手指应当扶持与大指所揉之点相对应的部位，以助大指指力。这一动作要注意术者的手指紧贴患者的皮肤不移动，以腕带动手指，手指带动患者的皮肤，手指不是与患者皮肤摩擦，而是让患者的皮肉自行摩擦运动。根据部位不同，有时用指的偏锋压入两骨之间的间隙进行揉摩；有时用指端，顶住某一点或某个关节间隙进行揉摩。揉法也可以用二指揉、三指揉，多是为增加揉动的接触面积或者接替大指，使大指能短暂休息。其操作是以 2 ～ 4 指的指腹紧贴于应揉之处做环形揉动。为了力点集中，做二指揉时，常常中指略屈曲后收，使二、三指指端在一条平行线上。三指揉时，中指略伸，二、四指向中间略收，均贴于中指掌侧边缘，指端成紧密的品字形。这样接触面积虽然较大，但还是形成力量集中点（图 4-11）。

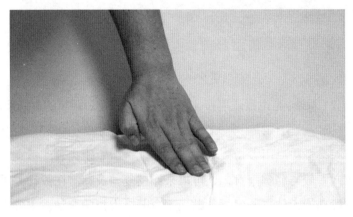

图 4-11　指揉法

掌揉法：是以全掌或以掌根部压紧应揉部位，以肘为中心带动腕部做环形或小距离（2cm左右）的来回直线运动，适于需较大面积和力量的一种揉法。需要增加力量时，患者卧于床上，术者以掌按定应揉部位时，上身侧身倾压于施术的肩臂之上，肘略屈（用力较小时肘部屈曲应大一些），在施力中，虽然多以肩肘带动腕部运动，但应以肩为主。对于某些疾病需要施力轻，但接触面积大一些时，常常以大鱼际紧贴患处，以手的掌部肌肉收展带动大鱼际运动。有时则用全掌贴附患处，运用手掌肌肉的缓慢收展带动掌部轻而柔的揉摩活动。在做此项揉动时，要更重视意念的集中，尽力做到以意领力，而不是单纯的机械力的挤压（图4-12）。

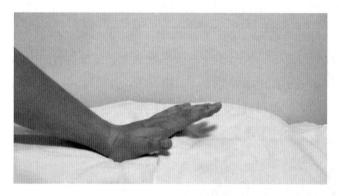

图4-12　掌揉法

（2）拨法：是以指或肘按定筋肉或穴位，做短距离的直线运动，一般只向一个方向，一次一次地拨动，有时也可做来回反复地拨动。

大指拨法：用大指按定于筋腱之上，做短距离直线拨动。拨动方向一般与筋腱垂直，也可以来回反复地拨动。在拨动时手指与被拨动的人体皮肤仍是紧贴而不离开。大指的拨动，主要以腕关节的小距离直线运动来带动大指活动。要加大拨动力量，就需要肘关节参与。

指拿拨法：这是运用大指做较长距离的拨动。为配合力的发挥，其他四指应固定在相对应的部位，做对抗用力。一般多用于肌肉丰厚的臀部。如对臀中肌的拨法，两手 2～4 指按定骶部患侧缘，虽用力但不移动，大指紧按应拨之处，可两手大指并行，或为增加力度而一手指按于另一手指之上，与 2～4 指同时相对用力，向上拨动 2cm 左右，但大指与原来所按触的皮肤仍无移动，而是使患处较深厚的筋腱受到拨动。此法一般可连续做 3～6 次。有时因被拨拿的部位不同，也可以按照以上拨拿形式，变为大指固定，以 2～4 指拨拿，多用于膝关节的腘窝部。

肘拨法：此法多用于肌肉丰富，且深层筋肉损伤的情况，如腰臀部。也有的是因陈旧性损伤，一般治疗力度不够，无法使力达其效。操作时患者卧于床上，术者屈肘握拳，以肘压于应拨之处，侧倾上身，使上身之力压于施术者的肩臂之上，另一手扶按于施术之臂的拳上。在肘尖顶压于患处后深深压下，直线拨动 2～3cm。一般 3～10 次即可。虽然用力很大，但仍要以患者能忍受为限度。此法要注意肘尖必须压在丰厚的筋肉之上，不可压于肉薄的骨骼之上。首次压拨之后皮肤常有触痛感，一般三四天即可消失。

（3）云法：多用于腰背两侧筋腱之上。操作时两手手指伸直并排按于患处，以掌部运力向对方的斜下推按，推按后再提腕，以两手四指向术者斜上方推按，如此反复连贯动作，一起一伏如云海翻波，也可在这一起一伏的同时，向一侧缓慢移动，如从上腰部移至下腰部，再移向上腰部，次数酌情而定。

（4）搓法：此法多用于肩、四肢部位。是以两手掌相对夹持于肢体两侧，做纵向或横向快速来回运动，运动时手掌要紧贴皮肤，不要在皮肤上摩擦。虽然在搓的过程中，可以一边搓一边移动位置，但是这种移动只能是与搓动相配合的缓慢移动，不是擦动。

4. 推法

向一方用力，使物体或物体的某一部分顺着力的方向移动，谓之推。正如《医宗金鉴》所云："推者，谓以手推之。"也就是说，推法就是以手或手指向一个方向推动的方法。推法的作用主要是通经活络，散瘀破滞，滑利关节，正骨复筋。推法包括手推法、指推法、㨳法、擦法等等。

（1）指推法：单指推法是以大指贴皮肤，在一定压力作用下，向一个方向直线推动。指推，多用于筋走骨错，使其归位，筋挛不舒、经络不通，可用大指或其他手指顺经而推之。推时要有一定的力量，但不可过快，反复推时次数不可过多，以免擦伤皮肤。

（2）手推法：一般是以手握住某个肢体，进行推动，从而达到归复筋腱、正位关节的目的，临床操作时一般要反复多次。手推法重在技巧，如何时用力，用力大小，用力时要不要增加旋转之力，推动时手感滞重应如何处理等。

（3）㨳法：一般是为滑利关节、舒展筋腱而设。一手托按屈曲的关节，一手托住肢体远端。令患者放松肌肉，术者身体也要放松。这时托按屈曲关节之手顺其肢体伸直方向推其关节，使之伸直，开始推动时不可用力，待关节快到伸直时不可再用力推之。肢体伸直后，两手托其肢体回归屈曲状。操作时注意用力要稳，劲要巧，使其肢体如水上浮木，轻而不飘。

（4）擦法：以掌按压在皮肤上，向一定的方向推动，距离较长，使手掌在皮肤上摩擦，本法可单向操作，也可双向反复操作。擦法可使皮肤产生热感。但反复不宜多，以免损伤皮肤。擦时要保持一定压力。但为使皮肤产生热效应，可反复快速操作，这样压力减少，但摩擦生热较快。

5. 拿法

是指用手指或手抓按住人体的某一部位，或某一肢体，做相对运动的方法。《医宗金鉴》云："……两指对合按之。"这就是说，运用术者的手或指由两侧相对用力，形成捏合的形式。拿法的作用主要是活血理气，通经活络，正骨复筋，振奋经筋，调理脉络等。拿法为手法中的一大法，其中主要有拿法、扳法、抖法、合法等。

（1）拿法：是以手指相对捏拿之法。一般以大指为一方，相对的 2 ～ 3 指，或 2 ～ 4 指，或 2 ～ 5 指为一方，拿捏患处或穴位，故有三指拿、四指拿、五指拿之说。拿一般是以大指指腹与相对的手指末节指腹为着力点，拿在穴位或部位上。有时因部位形状不同而用手各节的指腹一同为着力点，如对颈部四指拿。拿的运力方法也各有不同。如有拿穴不动，停留一定时间，有的拿紧后松开，再拿紧，再松开，反复地操作，有时拿紧后提起，再放松，有弹的意味（图 4-13）。

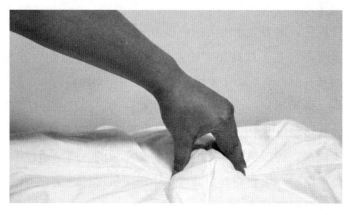

图 4-13　拿法

（2）扳法：也是运用相对用力产生作用的方法。放入拿法中是提示扳法是相对用力以拿住某关节或某段脊柱的意思。多用于关节部位，为使关节进行直线、斜线或旋转运动。目的在于人为地使关节移位、滑动。通过移动，使原来错位的关节或筋腱重新正位。也有滑利关节、舒展筋腱的作用。扳法从部位分类，有颈部扳法、肩部扳法、腰部扳法、髋部扳法等。

①颈部扳法：颈部扳法主要应用侧扳、转扳、旋扳三种手法。颈椎是人体最重要的关节之一，比较复杂，所以施术之前，必须明确诊断，不可妄加暴力。颈椎易发生关节、筋腱的损伤、移位、绞索、挛强等等。颈部扳法的主要目的在于纠正关节、筋腱的移位，解除绞索或改变骨性的压迫部位。

侧扳法：术者一手虎口叉开，以第二掌指部紧压于颈部应扳部位，另一手扶持头顶对侧部，向患侧推压，使头侧倾到受限角度。令患者肌肉放松，两手同时用力，在上之手向侧下方按压1～2cm，在下之手以二掌指部向对侧推挤，力不可过大，要可控，力发则要快而短巧。

转扳法：术者立于患者的侧后方。如患侧为左侧，术者左手托住其下颌，右手扶持患者的左侧顶部。左手向患侧后方托举，右手向其右前推动（动作要缓慢），推至绞索角度略停。令其肌肉放松后，两手突然按前运动方向，相对用力，做快速短距离转扳运动。其转动角度限度以不超过头部正常转动的最大角度为宜。

旋扳法：旋扳法较多，但其目的是一致的。就是通过手与颈椎所处的某种角度，使其力高度集中于应扳椎体之上，迫使它按术者的意图移动。

其法是患者坐于低位。颈前屈30°，向健侧倾斜30°～40°，外旋 45°。如椎体向右偏歪，则术者以左手大指按定偏歪椎体的棘突或横突，余四指伸开按于患者右侧头顶部。右手扶托患者下颌。同时术者应以身体挤患者右侧肩背，以免其向左倾身，而破坏了旋转角度。这时令患者放松肌肉，两手同时快速用力，左大指下按，余四指向下旋按，右手向右上方托举，使力的旋转点集中于左手大指的按压点上，即可闻及关节移动之声。此法在实施中应掌握好头颈部的前屈、侧倾、侧旋、身体固定四个环节。有一点没有做到就会劳而无功。

②肩部扳法：搬肩法是利用肩、臂的生理特点，进行扳动，使它能直接或间接地纠正关节及其周围筋腱的错缝和移位。扳肩有坐式和卧式两种。

坐式搬法：a. 患者坐位，术者立于患肩侧。如其患肩为右侧，则术者左掌按于右肩关节后方。右手扶持右上臂远端前方，使其向上举起直立。令患者放松肌肉，两手同时相对用力。推按动作要快速短暂，不可用力过大。它可使肩关节及其筋腱的一些轻度错位回归。b. 患者坐位，两臂抬起，屈肘，两手交叉扶于脑后。术者立于患者身后，两手拉扶患者两肘向后；抬腿屈膝，以膝顶住应扳的胸椎关节，两手拉到最大限度略停。令患者放松肌肉，两手突然向后拉动，以肩臂带动肩胛骨，压挤背肋部使胸椎错位椎体回归。

卧式扳法：患者俯卧于床上，术者立于床边一侧。如患者头在术者左边，术者右手按压于腰部患椎关节的下方，左手由肩上方向从前方握住患者右肩部，向其左后方扳起。扳到最大限度时再突然加速加力，做一短距离的快速扳动。

扳时右手要按紧腰部不动，扳后左手将肩缓缓放下即可。此法是通过扳动肩部旋动腰椎关节。

③腰部扳法：是通过对腰椎的直接转动或旋动达到治疗目的。

腰部斜扳法：患者侧卧于床上，在下之腿伸直，在上之腿屈髋屈膝，向前伸，最好使膝头超出床边。上身后旋，在上之臂放在身后，术者与患者相对站立于床边。如患者头在术者左侧，则术者以左掌扶按患者左肩，屈右肘，用右前臂近 1/3 处向下压患者左侧臀骶部，使其尽量前旋。术者两腿略蹲，呈半屈曲状，两臂慢慢用力，左手推按；右肘压按，使患者上下身相对旋转到最大限度。略停令其腰部放松，如患者过分紧张，可保持此姿势数秒。待其放松时，以术者腰部向右转动之力带动两臂，左手向患者的左肩右上方推按，右肘向患者前下方扳动，使腰部大幅度旋转。如左肘臂压在髋骨部也可以带动骶髂关节运动。

腰部旋扳法：患者坐位，术者立于其身后一步远。如向右旋扳，则术者右腿向右前方迈一步，站定。右手通过患者右腋下，向前回手抓握患者左肩。左手在后方向前扶按患者左腿根部。术者右腿向后撤步，腰身随之右转，左手抓握患者左肩头，即刻向右侧旋扳倾倒。扳后再扶其坐正即可。

腰部转扳法：患者坐位，两腿屈膝叉开立于地面。术者立于患者右侧对面，术者右腿站立于患者两腿之间。术者左手抓握住患者左肩头，使其右转，右手随转身由后方抓握其右肩头，转腰到最大限度时，两手同时用力，左手推，右手扳拉，做一短暂的转扳运动。扳后两手放开，自然归位。

④扳髋法：是以扳动髋关节后伸带动骨盆及腰椎关节做旋转运动，以此达到治疗腰椎疾病的目的。患者俯卧于床上。如头向左，术者立于左侧床边，左手按住应扳关节的上方，右手托握住

患者右大腿远端下方，使其外展，并向其后上方抬起，抬到最大限度后略停，令其放松肌肉，两手同时用力，左手下按，右手向其左后上方扳动，扳后将腿缓缓放下。

（3）抖法：对人体或肢体做连续、快速、短时间的相对运动即为抖法。除相对运动外，多有甩抛的运动形态。本法多用于最后的结束动作，同时也是一种把被甩抖的关节拉开，把筋腱展开的方法。

抖臂法：术者立在应抖患肢一侧，双手大指按握住患臂的掌背侧（使其掌心向下），两手余四指握住患臂手的掌侧，将其臂略抬起，轻轻拉直，令其放松。两手腕同时用力，向上抬腕甩抛，并连续向下甩扔，使臂成波浪形上下抖动，按此法可连续操作2～4次。

抖腰法：患者俯卧于床上，术者立于患者足侧的床头。一足可蹬于床棱上，腰略前倾，两手分别握住患者双足踝部，略抬起，使其腿与床面成30°左右角度，令患者全身放松。两手握踝，左右轻轻摆动，确感患者放松后，蹬床棱之足突然用力下蹬，利用反作用力，腰向上挺起，带动双臂及手腕向上抛甩。手臂运动到上方后，用向回牵拉之力，使整个人的身体抖成一波浪形，而甩动的波浪最高点是患者腰部，抖后患者身体必然向下移动。此法可连续操作2～4次。

（4）合法：两手相对用力推动，或一方固定一方用力，向固定的一方推动，使关节屈曲，两端肢体相接近的方法叫作合法。如合腕、合肘、合胯等等。合腕就是使掌腕关节屈曲，使手与前臂接近。合肘就是屈肘，使前臂与上臂相接近。合胯就是使髋关节屈曲，使大腿与腹部相贴合。

6. 端法

平举，或平举向上谓之端。《医宗金鉴》云："端，两手或一手擒定应端之处，酌其轻重，或从下往上端，或从外向内托。"端法实际就是由在下之力向上或向其他方向端、托的方法。在手法中，此种方式比较多，但专以端法为主体而命名者主要有端阳法、端提法等。而在实践中如治下颌关节、肘关节、肩关节的脱臼及一些骨折时，多应用端托之法。

（1）端阳法：患者坐位，术者立于患者身后，略蹲。两手虎口张开，由头的两侧颌部向上将头托住，以两臂远段向两侧略叉开，支撑在患者的两肩部。两手用力向上托起，并可缓缓摇动。根据病情也可以端托头部倾向某个角度，做前后或其他方向的晃动。一般操作 3～5 分钟或更长，完成后两手缓缓放下。

（2）端提法：此法力发于下，两上端之臂肩部高于应端的颈部故称端提法。其操作是患者坐位。术者立于患者右后方，令患者头略向上抬起，术者左手扶持其脑后，两腿略屈曲下蹲，收腹，含胸（胸向内收），右臂前伸屈肘，以肘托住其下颌前方，右手环抱于患者头左侧（肘不可挤压颈部），两手缓缓向上托起，令患者放松。确感到患者放松时，两脚用力，突然伸膝，挺腰，展胸抬臂，将其头部迅速向上端起，可闻及关节拉开声音。端后，两手慢慢放下，以拳叩击胸 1～6 椎，反复几次即可。在端提时，可拉开胸椎关节，常使第一次接受此手法治疗的患者感觉胸椎不适，叩击后不适感即消失。此法操作要点在于发力要整。

7. 提法

垂手拿，谓之提。意为由在上之力向上提拉的方法。如《医宗金鉴》云："提者，谓陷下之骨，提出如旧也。"有时用手提拿定骨骼，或肌肤向上提起；有时用手拿住肢体向上提起，均为提法。在运用之中比较复杂的提法有背提法、搭提法两种。

（1）背提法：为使腰椎关节复位，使胸腰部筋腱舒展复归、胸部气血疏通的一种方法。患者坐位，术者立于患者后方或侧方（据病情而定）。令患者抬起右臂屈肘，右手扶于脑后，左臂向右前下方伸直。术者右腿向左前方（即患者的左后方）跨一步，略蹲，右手由患者右腋下前伸，握住患者左上臂，术者左手托扶患者左腋下，并以右胯抵住应提（胸、腰椎）之处。令患者放松（或吸一口气）。两手抱持住患者上身，徐徐向后上方拉起，确感患者肌肉放松，术者突然向左侧倾身，向后上方提拉，提后缓缓放下即可。

此法要注意，在患者过度紧张时不可妄用，有时患者因恐惧，而突然收腹屈腰对抗，可能损伤术者的腰肌。如患者紧张而不放松，术者可徐徐提起拉紧而不动，停留一会儿，患者疲劳后放松时，即可背提。

（2）搭提法：本法以使腰椎关节、筋腱归复为主。术者与助手相对站立，两人右手相对握住对方手腕部。患者立于术者左侧与助手之间。助手左手扶持患者左肩，术者左手扶持患者左臀部，以保护其勿前扑摔倒。令患者前俯弯腰，以小腹贴卧于术者与助手相握之手上，使其足离地，上身与双腿下垂，腰部放松。以术者为主，以互握之手突然向上提抖。可连续做2～3次，两人左手保护患者勿使其摔下，搭提后缓缓放下，患者站稳即可。

本法是术者、助手两人相握的前臂猛然向上抬抖甩扽。即由原来两手下垂，猛然向上提起前臂与肘，并有向上甩、向后拉的甩抖之势。因术者与助手两人距离未变，而互握之手由下垂（斜线）变上提时（直线），在距离上有向上甩抖后拉的余地。只有这样，才可造成腰部突然上升，屈曲；上身与下身突向下抻、牵拉、并内收的特定形势。因其突然且速度快，患者多无反抗的可能。

8. 盘法

回旋地绕谓之盘。凡属两个相邻关节屈曲，远端向近端呈直线、斜线或旋转形式靠拢的方法谓之盘法。它有正骨复筋、滑利关节、舒展筋腱的作用。盘法有盘肩法、盘肘法、盘髋法等。

（1）盘肩法：患者坐位，术者立于患侧的侧前方。用两手扶持患臂，使其抬臂屈肘，手扶其后脑部。术者以一手向后扶握其肘；一手从其屈曲的前臂下向其后下方扶按患者肩胛部。令其放松后，扶肘之手向后推按，扶按肩胛之手向前按拉。两手可做2～3次。据病情不同，向后推肘之手可改为向后上方推肘，而另一手则按在肩的前方，向后推其肩部的肱骨头。

（2）盘肘法：操作同盘肩法，使患者抬臂屈肘，手扶于脑后。术者在其患侧前方，以一手向上托其肘，同时另一手握其腕向下拉，使其手顺颈项向下滑至胸前。使肘关节做较大角度的盘旋。

（3）盘髋法：患者仰卧于床上，术者站立于患侧床边。如其患侧为左髋，则左手握其脚踝，右手握托膝下方，抬腿使其屈髋屈膝，尽量使大腿贴于腹部，向内下方做弧形旋转，然后将腿拉直。可反复1～4次。也可以同样方式向外（先使大腿向内贴其腹再向外旋）旋转。如为儿童，术者可以一手按膝，一手固定左肩，按上法操作。为用力方便，也可站在健侧，一手扶膝一手固定肩或骨盆。

六、临证特色手法

1. 颈部伤筋的手法治疗

夏锡五认为，颈部伤筋，主要由于软组织被外力冲击，及在扭、转、挫、撞及甩动过程中损伤，常伴有关节错缝、骨折错移，有时可出现畸形、肿胀、疼痛、功能受限。而单纯筋伤造成的功能障碍，常是疼痛和肌腱痉挛所致。但由于肌腱损伤和痉挛的长期牵拉，也可迫使颈椎关节排列失常，导致生理曲度变直、反向、侧突或单椎的轻度侧移等情况。手法治疗以按揉损伤的筋肉为主，以活动关节为辅。

患者坐位，术者立于伤侧，先以指揉法及掌揉法对损伤部位揉摩3分钟左右，再以拿法拿捏患处2～3分钟。然后，以一手扶按患侧肩部，一手扶头逐渐用力牵拉1～2分钟。再令患者坐于低凳，以两手按端阳法由两侧下颌部向上逐渐托提，静止1～2分钟。再逐渐轻轻左右摆动，略旋转几次后轻轻放下。

2. 颈椎病的手法治疗

患者坐位。术者立于患者身后，先以拇指揉法由颈椎远端向颈部揉摩3～4遍。张开虎口拿风池穴，用拇指基底与二指掌关节各压按住一侧风池穴向中间拿捏，并用力向上抬托。拿5～6次，再顺一侧斜方肌向一侧肩部拿揉。也可以掌揉或指揉法重点揉摩疼痛明显的项肩部5分钟左右。拇指由肩胛缝上端向下揉摩至下端，反复3～4次。其后再按此次序揉、拿对侧颈肩。如颈椎有棘突侧歪，或在某椎体一侧可触及横突并有疼痛、压痛、厚重等症状时，可用颈椎旋扳法。使患头前倾30°，侧倾40°再向患侧旋转45°，以拇指按压横突或棘突，余指按其头侧，两手按旋扳法扳之。如感棘突、横突病变减轻或已将其患椎回归扶正，可用端提法继续治疗。术者一手托扶其脑后，一手屈肘，以肘抬其下颌，按端提法原则端之。做完以上手法后可用拿法在颈椎及原疼痛明显部拿捏一遍。对于脊髓型、症状严重者和骨刺较重上下成桥连接在一起者，手法要慎重。

对于落枕，夏锡五还有一种远端取穴的经验。患者俯卧位，暴露患侧踝关节。在患侧踝关节外踝后侧与跟腱间的凹沟部细摸，常可发现有敦厚感或其皮肤肌肉有增厚现象，按之疼痛，对增厚部位做拇指揉法，可使其增厚消失。用拇指的桡侧偏锋压入凹沟，点压1分钟左右，患侧颈项部疼痛等症即可消失。颈项部疼痛消失后，头转动能随之恢复。仍有头部转动受限者，可用颈部扳法使之功能恢复。

3. 腰部伤筋的手法治疗

（1）急性腰肌扭伤的手法治疗：患者俯卧于床上，术者立于患侧床边。以掌揉法揉按腰部3～5分钟，再以指揉法揉按3分钟左右。令患者坐于凳上，术者立于患侧，令患者尽量弯腰，患处覆盖一条治疗巾，术者一手扶按其下腰及臀部，以一手掌在患处上方向下推擦5～6次即可。

（2）髂腰韧带损伤的手法治疗：在髂嵴后与腰5椎体之间的髂腰三角区有深压痛，屈曲旋转腰椎时疼痛加剧。因皮神经受累可造成臀肌疼痛有条索，严重时可引起腰骶关节韧带损伤，常常两侧的髂腰三角区及腰骶关节均有压痛。

治疗时应先以拇指揉法揉3分钟左右，再以掌根部揉摩患处2～3分钟，揉后以双手拇指拨臀部的条索和疼痛部位10次左右。患处疼痛严重者以单拇指或双拇指重叠点按于痛点，点按3～4

次。如为深压痛，可以肘点压患处3～4次。点后让患者侧卧位，患侧在上。术者以一手推其肩，一手以肘臂压顶于髂臀部，以侧扳法扳之即可。腰骶关节疼痛者可双侧斜扳。

（3）腰椎间盘突出症的手法治疗：患者俯卧位。术者先以掌揉法，由肩背到骶部揉摩脊椎两侧肌腱各3～4次。用云法拨揉两侧腰肌。以拇指或三指揉法、掌揉法交替揉摩病变椎体的痛点5分钟以上。以两手拇指拨患侧臀中肌部的条索及痛点8次以上，新伤以拇指点按病变的压痛点3～4次，陈旧者可以肘点压。点后以一手按住患处上方椎体部，另一手由下方托住，外展对侧大腿远端行扳髋法。扳髋后以托腿之手按住患处下方椎体，以原按椎体之手由上前方托扒住对侧肩，行扳肩法。以上两法完成后，术者转到对侧床边，按扳髋、扳肩法要求，再行扳髋扳肩动作。然后令患者侧卧，用腰部斜扳法，对两侧腰髂部进行斜扳。扳后可令患者仰卧，屈髋屈膝，术者两手扶其膝慢慢旋转，待患者腰部放松时术者向患者头侧移步。一手扶按其对侧肩部，一手按膝使患者在尽力屈髋的情况下，术者侧按压其双腿行盘法。另一侧同法。如患者腰仍较僵硬，令患者俯于床上，术者站立于床尾，行抖腰法2～3次。如患者腰后伸疼痛，可用背法治疗。如前屈疼痛，可用搭提法治疗。

（4）腰肌劳损的手法治疗：患者俯卧于床上，术者先以一手拇指与余四指相对揉摩两侧腰肌3～5分钟。再以掌揉法由背向下腰揉摩两侧腰背肌，反复3～4次。再以云法揉拨两侧腰肌3～5分钟。以两手拇指与余指相对拿捏两侧腰肌，3次左右即可。力度要使患者刚感到不能接受时即停止。

腰三横突综合征的手法同腰肌劳损手法，但行拿法或点法时要作用在腰三横突的压痛点上。

4. 肩部筋伤的手法治疗

肩部是由多个关节组成的复杂部位，它的运动范围较大，肩部筋腱损伤，一是直接暴力的冲击所致，如摔、打、挫伤。二是因为主动或被动运动时抻、拉、扭、转所致。三是因慢性劳损引起。第一种损伤会在局部受损部位或关节产生肿胀、疼痛、压痛、瘀血，甚至破损或引起功能障碍。后两种原因引起的损伤，多在肌腱的起点或某一、两条肌腱引起疼痛、肿胀、挛硬、滑动弹响，甚至断裂、功能障碍。治疗新伤和直接暴力伤的手法宜轻、宜缓。治疗宿伤及间接暴力损伤者，手法应适当加力，并可应用些肢体运动类手法。本病在手法治疗前应注意对撕脱骨折及肌腱断裂的鉴别诊断。

（1）肩部损伤中的新伤：当以掌揉法为主。先以掌轻轻按揉，当患者逐步能接受时再略加力量，5～8分钟即可。如损伤部位较小，或为肌腱起点时，可用拇指揉法，力量按前法处理即可。

如病发五天以上，则力度可以适当增大。用掌指交替揉按。揉按后一手按于患处，一手牵拉肩臂1～2分钟，也可适当地做旋臂运动，动作要缓，以不引起明显疼痛为准则。完成以上手法，再用掌在损伤部位做3～5次擦法。擦时不宜用力过大。然后用盘肩法，令患者屈患肘，以患侧手扶于后脑。术者一手扶其肘，一手根据患肢长短确定手扶持位置。患肢长则用手扶持肱骨头部，扶肘之手向外牵向上抬，扶肩之手向后推1～2分钟。患肢短时，扶肩之手应改为扶按肩胛部，扶肘之手向后方推其肘，扶肩胛之手向前按压肩部，两手一推一按相持1～2分钟即可。完成盘法后将患臂轻轻放下。

（2）肩背部筋离位的手法治疗：在弹响处摸清弹响条索，对其先以拇指揉法按揉2～3分钟。再使拇指与条索垂直，横向拨动2～3分钟，力要强，应引起疼痛，以患者能接受为限度。如力量不够，可屈指成半握拳，以指间关节脊对条索进行拨按。拨按力量大时局部可能出现肿胀。一般有几周病程者可在四、五次治疗内治愈，若病程达半年，治疗则较困难。

（3）冈上肌腱炎的手法治疗：疼痛局部用拇指揉法。疼痛重，局部肿、软者，手法治疗时用力要轻；疼痛轻，局部按之较硬时，用力要适当加重。必要时用指端点、拨患处3～4次，力度以患者能接受为佳。

疼痛范围较大者，除上法外，再用掌揉法按摩3～5分钟，以搓法搓3～5次。上法完成后，术者两手握其腕，用抖法抖动肩部2～3次。

（4）肱二头肌损伤的手法治疗：患者坐位，术者立于患者身后侧。术者先以一手2～4指指腹按肱二头肌损伤处10余次，再以指由近向远端按压2～3次。术者转身立于患者侧前方。如患腱为右侧，则术者以右手握患肢前臂略向上提，左手以拇指按于患处行拇指揉法。由近向远端反复3～5次。揉后以拇指按于患处远端，右手握患臂先向后，再向上、向前、向下做直径15～20cm的环转。用拇指使肱二头肌腱被动拨筋。左手拇指随之向远端缓缓移动，右手反复划圈5～6次，左手拇指再由近端向远端反复按压2～3次。

（5）漏肩风（肩关节周围炎）的手法治疗：手法可根据病情有所侧重。如疼痛严重，稍动则甚，可先以按摩揉法为主，不宜行较大功能活动类手法。患肩疼痛不严重，且体壮者，可做解除粘连的重手法。一般情况即按正常手法程序进行。

患者坐位，术者立于患侧后方。如右侧为患肩，术者先以右手2～4指按揉肱二头肌近端，并渐向外侧远端移动，反复揉动3～4次，再以左手2～4指按前法按摩3～4次。

术者向右前方进一步，以右手握患者右前臂中段，轻轻向上抬起，左手张开虎口，以虎口的掌侧用力。由肩头向下按摩，移至三角肌下端，左手再抬起，由肩头按于三角肌前侧边缘，向后拨动三角肌，逐步向下至三角肌远端。再反复按摩、拨动2次。拨后再以左手接替右手握患肢前臂，以右手成掌横向按于三角肌上，由近向远端行掌揉法，反复揉3次左右。如大小圆肌有疼痛感，即以右手指拨动2～3次。

左右手放开，术者身体再移向患者身后，先以左手扶持患者左肩，以右手拇指及掌部交替按揉患肩斜方肌部位，由近向远方按揉3～4次。再以拇指顺右肩胛缝，由上向下揉1次，拨1次。反复3次。以右手拇指横向拨动冈下肌，由内向外侧拨动1～2次，右移一步，以右手扶其右肩，以左手按前法拨冈下肌2～3次。

术者移身于患侧前方。以左手托扶其肘，右手托患肢前臂，左手推肘行涮肩法10次以上。两手配合，一手握其前臂，一手握上臂向上方牵拉患臂，使其立起，逐步加力向上提拉。因功能受限不可能完全向上直立，可根据其功能受限程度，尽力向上牵拉。立后就势屈肘，以患者右手向后扶其后脑。术者以左手向后推其肘，右手后伸按其肩胛部行盘肩法。完成后，将臂放下，两手成掌，掌尖向上，前后抱合肩臂，前后各行搓法1分钟左右。按以上程序反复两个循环。如疼痛较重者，可暂不做涮、立、盘三个动作，或只缓缓按其要领，就势轻轻活动，逐步施以各法即可。对肩关节功能受限者，也可用较大力量的手法解除粘连，但不能强求，一次不行可多次尝试。

抬举受限者，可令患者坐位，助手扶持患者两大腿根部。术者立于患肩后右侧，以一手扶握患肢肘部，使其臂紧贴头部，尽量上举。以另一手成掌扶按于肩胛部，两手同时用力，以扶肘之手为主，向后上方快速推按。情况允许者，可行手法 1～3 次。

患肩内收受限者，患者坐位，术者立于患者身后。如右肩为患肩，可令患者右手屈肘，尽量自摸其对侧肩部。术者由其身后以左手从患者右手前臂下方托握其右肘，并以身体顶挤肩背部。并以右手扶持患者右肩部，左手按紧右肘，令其放松肌肉。然后左手突然用力向上拉提患者右肘。如情况允许，可拉提 1～3 次。

外展功能受限者，患者坐位，两臂屈肘，以右手扶于脑后。一助手立于健肩的侧后方，一手扶持健侧肘部，一手屈腕，扶持健侧肩部，并屈肘以前臂紧紧抵压于健侧肩胛部以固定。术者左手按于患侧肩胛部，右手握患肘向后拉紧，放松肌肉，突然用力向后扳拉 1～3 次。

后伸受限者，患者坐位，术者立于患者健侧身后，以左手扶持患者健侧以固定。令患者右手后伸屈肘，术者以右手托握患腕，向后上方轻轻拉动。拉紧后，令其放松肌肉，突然用力后拉。情况允许者拉 2～3 次。

以上几法疼痛较严重，在牵拉时可闻及粘连撕开的声音。在做此种手法时应注意患者的身体状况，患者在行手法时有休克的可能。注意掌握好扳肩的角度，不可扳之太过，以免伤及肩关节囊或造成脱臼。以上各法可在麻醉下进行。

参考文献

［1］丁继华.现代中医骨伤科流派菁华［M］.北京：中国医药科技出版社，1990.

［2］张军，唐东昕，李俊海，等.孙氏筋伤手法脉系源流追溯考究［J］.中国中医骨伤科杂志，2007，15（3）：51.

［3］北京中医学院东直门医院.刘寿山正骨经验［M］.北京：人民卫生出版社，1985.

［4］张清，张军，罗杰.心到眼到不如手到——孙树椿筋伤学术思想探讨［N］.中国中医药报，2010-10-13（4）.

［5］孙树椿.骨伤名师二十三讲［M］.北京：人民卫生出版社，2008.

［6］高景华，张军.孙树椿筋伤疾病诊治经验［M］.北京：中国中医药出版社，2014.

［7］张军，宋铁兵，唐东昕，等.孙氏手法治疗颈椎病的标准操作规范［J］.中华中医药杂志，2006，21（11）：698-699.

［8］张军，韩磊，宋铁兵.腰椎间盘突出症斜扳手法的操作规范［J］.中国中医骨伤科杂志，2008，16（5）：1，5.

［9］丁继华.现代中医骨伤科流派菁华［M］.北京：中国医药科技出版社，1990.

［10］郭宪和，佟乐康.宫廷秘法——伤筋与错缝的手法治疗［M］.北京：华文出版社，1994.

［11］徐斌，吴冰，吴定寰.上驷院绰班处正骨手法之治疗思想及特点［J］.中国骨伤，2009，22（1）：63-64.

［12］周俊杰．著名中医正骨专家吴定环学术思想初探［J］．中医正骨，1999，11（7）：53-54.

［13］郭宪和．夏氏提法的应用与发展［J］．光明中医骨伤科杂志，1985（1）：43.

第五章

杜自明骨伤手法流派

一、概述

杜自明（1877—1961），男，满族，四川省成都市人。自幼随父习武，宗少林派，18岁从军。其疗伤手法和伤科秘方均得自家传。1902年正式挂牌行医。新中国成立后，曾受聘为成渝铁路工地特约医生。1953年参加成都铁路医院筹建工作，被聘为四川医学院特约医生及成都市人民代表和成都市人民委员会委员。1955年，作为四川省著名正骨专家被聘至京，出任中医研究院内外科研究所骨科主任。

杜自明从事中医骨伤科工作60余年，坚持从临床实际出发，根据《医宗金鉴》中摸、接、端、提、推、拿、按、摩等正骨八法，结合自己祖传手法，总结出独具特色的正骨手法，并认为跌打损伤应以手法治疗为主，药物治疗为辅，同时配合适度的武术锻炼，以恢复肢体和关节的功能。

杜自明理伤续断手法包括理筋与正骨两大类，每一种手法都是针对病体的阴阳、表里、寒热、虚实八纲辨证而设。杜自明将理筋手法分为分筋理筋、弹筋拨络、滚摇升降及点穴镇定等，主要用于软组织损伤。分筋是强刺激，属"破坏性"手法；而理筋是弱刺激，属"安抚性"手法；弹筋是拿法的衍化，着力范围小且力量大；拨络具有分筋和弹筋的复合作用。当需要分离关节周围肌腱、韧带与周围组织的粘连时，可使用拨络手法。滚、摇两种手法虽能解除粘连，但具有强烈的"破坏性"，必须谨慎，不可鲁莽。升降手法属辅助方法，适用于患者自己运动，可使肌肉、肌腱、韧带松弛，增强关节的灵活性。此外，杜自明行医治病非常重视预防。

二、传承路线

杜自明骨伤手法流派在京传人主要有段胜如、张涛等。在四川还有其女杜琼书，为四川省中医药研究院临床医学研究所主任医师。

三、学术思想

杜自明骨伤手法流派主要学术思想有以下几个方面。

1. 杜氏十要

十要是杜自明在几十年临床工作中摸索出的个人体会，是较为实用的用以指导临床治疗的个人经验总结。仔细分析十要，可以将其大概分为三个方面。

（1）辨病辨证思想：认识结合思想为要，大胆结合细心为要，诊察结合按摩为要，治疗要以辨证为要。

（2）骨折与脱位治疗：脱臼以合榫为要，骨折以对口为要，包扎以起作用为要，固定应多考虑为要。

（3）临证用药：敷药以对症为要，服药以配合为要。

杜自明强调以上十要应灵活运用，不要生搬硬套，墨守成规，只有辨证论治，才能提高疗效。

2. 骨折治疗原则

（1）骨折整复时必须掌握"子骨找母骨"的原则：以长骨骨折为例，与躯干相连的一段为"母骨"，另一端则为"子骨"。母骨之断端称为近端，子骨之断端则称为远端。整复时移动子骨去对合母骨为顺，反之为逆，逆则难达到恢复的目的。如在锁骨骨折整复时，常握患侧上臂以耸其肩，再在骨折处进行卡挤手法，耸肩之际向下移位的锁骨远端随之上升，此为子骨找母骨之意也。

（2）在整个治疗中必须掌握初懒、中勤、后养的原则

①初懒：指骨折以后半个月内的初期，对患者的诊治次数不宜过于频繁，可以3～4天1次。因为在初期应用整复手法后，如果诊治次数过频，一些柔嫩的新生组织会遭受破坏而影响骨痂的形成，从而影响骨折愈合的速度，隔3～4天诊治1次的目的是保护新生组织的生长和发育。

初期每次诊治的主要任务是不断纠正和改善骨折的移位，因在这一期中骨折处的血肿要逐渐变成骨痂，在少量骨痂还没有完全硬化的时候，还具有可塑性，所以此时如发现对位不佳，尚能不断予以矫正，这在骨折治疗中是很有利的措施。

②中勤：骨折经治疗半个月后便属于中期，中期的长短因骨折的部位、患者的体质、营养条件等不同而有所不同。这一期间诊治次数要频繁一些，可1～3天诊治一次。中期的治疗是继续完成初期的任务，对对位欠佳者进行必要的矫正，另一方面要开始对伤肢进行多次范围较大的活动练习，以促进软组织内瘀血早日吸收，防止关节强直后遗症的发生。

③后养：是指骨折治疗过程的后期（中期以后一直到恢复生

产劳动为止）。这一时期的始末，也因患者的意志、职业、体质和骨折部位的不同而有所差异。实际上中期与后期是比较难区分的，必须根据临症情况来决定。在此期间主要是对患肢进行按摩，帮助患肢活动并嘱其进行体功锻炼，以养其功力。通过体功锻炼能使因损伤、瘀血的滞留而僵硬的肌肉变得松活而有弹性，可以帮助患者很快回到工作岗位，这与现代医学中的医疗体育有着异曲同工之效。

杜自明虽然把治疗过程分为三个阶段，但实际在临床上是很难决然指出每个时期的明确界限，而且往往是相互交错在一起的。

杜自明在临床中体会，如按照以上原则去进行治疗，获得的效果大多令人满意。

3. 杜氏理筋十法

中医治疗软组织损伤，主要依靠手法。在操作前，首先应当明确，病情和患者体质强弱，选择合宜手法。

杜自明理筋手法以点穴、理筋、分筋、弹筋、拨络、滚摇、升降、按摩、镇静等为主。

（1）点穴：以拇指（或食指、中指）深点受伤局部之穴位（有时亦根据经络循行做远端点穴），或加镇定，或加按摩，根据需要而定。一般久伤主用按摩，新伤主用镇定，其作用在于通关开窍，以通定痛。

（2）理筋：根据部位不同，常以一手或双手的拇指指腹（或拇、食二指，或食、中、环三指）自上而下或自上而斜下，以平稳的劲力，缓缓移动按压，注意保持按压深度，舒理其筋，不可中途松劲，以免作用不佳。进行理筋时，一般两侧同时梳理，也可一指在前，另一指跟随，增加强度，或弥补指劲之不足。理筋完毕时，给予镇定，以巩固效果。至于理筋部位的选择，则须依照受伤部位而定。一般以伤部筋络为主，但要注意从近到远，且伤部上下也要按理，此法作用在于调和气血，生力定痛，顺筋归位。

（3）分筋：用单手或双手拇指指端（甲勿过长或尖突，以免疼痛或伤破皮肤）深压筋结之上（筋结多于伤部见之，为发生疼痛及功能障碍等症状之癥结所在），或按于压痛明显处。由筋结或压痛点之边缘部，用相应之力平稳按摩 20～30 次，按摩时指尖不离开皮肤，随皮肤活动而上下，移上时不用力，拖下时用力。此种手法有助于解除筋结，为治疗软组织损伤中应用较广泛的一种手法。

（4）弹筋：医者以拇、食二指或拇、食、中三指，用平稳的力量，将肌肉、肌腱或神经提起，然后迅速自拇食两指之间弹出（如拉弓弦状），谓之弹筋。每处每次弹 1～3 次即可。弹筋后给予理筋手法，以解除不适之感觉。弹筋能使血脉通畅，筋络宣通。

（5）拨络：是拇指与其他四指成相对方向，抓紧伤部附近不能提起的肌束或神经，拇指不动，其他四指与肌束成垂直方向，左右拨动，谓之拨络。作用在于振奋筋络，缓痉止痛。例如肘踝关节及足部诸伤，可拨内踝后下方之筋（相当于胫神经在内踝下分成足底内外侧神经的部位），还可拨小腿后内侧之筋（相当于腓肠肌及比目鱼肌的内缘）。

（6）升降：应用范围较广，全身各关节均可使用。以肘关节损伤为例，医者一手固定肱骨内外髁部，另一手握住腕部，以肘关节为中心，缓缓进行屈伸活动，谓之升降。

（7）滚摇：是配合升降用以活动各个关节的一种手法。仍以肘为例，术者左手握定患者肱骨内外髁部，右手握定腕关节，自内向外旋转滚动，再自外向内旋转滚动，摇数左右相等，谓之滚摇。

（8）按摩："按者，谓以手往下抑之。摩者，谓徐徐揉摩也。"它是中医治疗手法中应用较广泛的一种，其作用是疏通经络，摩散结肿。

（9）镇定：分指压镇定与掌握镇定两种。前者是在点穴、分筋、理筋等手法终结时，不立即放松指劲，停留片刻者。后者乃是医者以手握住患部的远端，在行上述多种手法后，将患者伤部固定于一种利于恢复的姿态，停留片刻者。例如腕部伤，需行被动掌握（或背屈）镇定；腰部损伤，则需行绷腿镇定（患者下肢置术者膝上，医者用一手固定膝部，不令弯曲，另一手稳力推足底尖部，令踝关节背屈，助手配合，压患者两肩令前屈其腰即是）。施术时应缓缓进行，不可粗暴。其作用在于展筋定痛。

（10）捏按：用于四肢部的辅助手法，常于手法完毕时，如此从上往下，捏按3～5遍。嘱患者松弛患肢，医者一手拿定其末端，另一手拇指与其余四指相对，用平稳压力，自上而下，一松一紧，捏按筋肉，可促使血流通畅，经络舒展，有利于伤情恢复。

4. 弹筋十四道

弹筋法是杜氏理筋特色手法之一，其认为可弹之筋共有十四道，具体如下：

（1）颈部：颈侧筋——相当于胸锁乳突肌，提肩胛肌处；横梁筋——相当于斜方肌，锁骨后之部分；项筋——相当于斜方肌之颈项部分及头项夹肌等。

（2）胸部：胸筋——相当于胸大肌、胸小肌之外缘处；腋后筋——相当于大圆肌、小圆肌及背阔肌外侧缘；海底筋——相当于腋窝内各神经；腹筋——相当于腹内外斜肌处。

（3）背部：背筋——相当于大小菱形肌，及斜方肌之胸椎两旁部分。

（4）腰部：背筋及腰筋——相当于腰方肌及髂嵴上方之腹外斜肌、腹内斜肌之外侧部分。

（5）上臂及肘部：肘筋——相当于肱骨内髁附近尺神经及肘下桡侧肱桡肌部分。

（6）胯部：胯部诸筋——相当于股直肌、缝匠肌与内收长短肌之上 1/3 部分。

（7）臀部：臀下筋——相当于股二头肌、半腱肌之上 1/3 部分。

（8）膝与小腿部：股筋——股直肌下 1/3 处；腘窝外内侧筋——相当于股二头肌，半膜半腱肌之下 1/4 部分。

分析这十四道筋，多数都是丰厚的肌腹部位，拿捏方便且需要较大的功力才能达到渗透的效果。与刘寿山所述之筋相比，虽然具体描述较少，但却是临床非常实用的治疗部位，应引起足够的重视。

5.筋伤治疗特色手法

（1）手法特点

①指法为主：杜自明理筋手法不以掌、掌根、大小鱼际等部位为主要的手法操作部位，多以手指进行治疗，如理、分、点、按、弹、拨等舒筋手法，纯以手指操作，且多以单指为主。手指操作具有指感确切、力量集中、运指自如、便于调整变换手法等优点。和一般理筋手法相比，杜氏手法具有细腻、柔和的特色。

②终末镇定：终末镇定是杜自明理筋手法的又一特点，是加强手法作用的一种手段。所谓镇定，是指手法结束时，并不立刻松劲，而保持一定的力量停留片刻以加强手法作用。运用在舒筋手法时，能起到强刺激作用；运用在运筋手法时，能起到加强撕裂粘连的作用。通过这些手法，可以收到以痛定痛的效果。杜自明认为该操作能打通不通之处，使气血流通，瘀滞消散，则疼痛自然消除。

③针对性强：杜自明理筋手法比较强调手法的适应证，使用手法具有一定的选择性。如点穴用于痛点或穴位的治疗，分筋用于筋结，理筋用于伤部周围筋不顺的治疗。镇定手法只能用作各种手法结束时的配合治疗。

（2）手法治则特色

①辨筋施治为主，辨证施治兼参：杜自明认为，筋伤之后可以出现筋的形态、位置、性质等方面的异常，这些异常改变统称为筋情，根据筋情的变化选择手法称为辨筋施治，这是杜自明理筋手法在运用方面的突出特点。具体地说，循其经络、辨其壅聚是辨筋施治的主要内容。循其经络是通过分析损伤部位的经络循行情况找出治疗的穴位。辨其壅聚主要是找出筋伤后疼痛的位置，找出哪些筋有形态、位置、性质方面的异常，从而选择治疗手法。如遇痛点则用点穴按摩法，遇筋结则用分筋手法，筋不顺则用理筋手法。

筋情除了是选择手法的依据外，也是调整变换手法的依据。杜自明很强调根据筋情调整变换手法，如理筋中遇到筋结则分筋，边分筋边理筋，分而理之，理而分之，相辅而行，以便使停滞之气血宣散畅通。这种"法为筋施，法随筋变"的治疗方法充分体现了中医学辨证施治的原则。《素问·生气通天论》:"谨和五味，骨正筋柔。"骨正就是骨要正而不曲，筋柔就是筋要柔软而不强硬，这才是正常的生理现象。一旦伤筋，除引起气滞血瘀外，必然也要引起筋失柔象而呈强硬，具体地说就是出现痕迹块核及压痛。气滞血瘀是伤筋的病理变化，痕迹块核是伤筋的临床表现。抓住痕迹块核等筋情，就是抓住了伤筋的根本。辨筋施治是杜氏理筋手法的重要思维方式。

除辨筋施治以外，还需要注意辨证施治，即在治疗中要结合损伤病证的寒热虚实、患者的年龄、体质和病变部位肌肉的厚薄、筋骨的盛衰等，进行综合分析，全面考虑，确定治疗原则，并依此选择治疗手法。如青壮年患者手法力度偏重，治疗时间略长，可使用摇扳关节的手法；老年患者手法力度宜轻，治疗时间不宜过长，一般不使用摇扳关节的手法。

②手法舒运结合，方向顺经顺络：舒筋手法属推拿治疗的基本手法，多用于患处及邻近部位的治疗，是运筋手法治疗前的准备手法。舒筋手法中，滚法、揉法有较好的温养筋脉作用，是治疗陈伤和劳损的主要手法；分筋、理筋、拇指揉或叠指揉，是治疗筋结、筋块的主要手法；点穴、弹筋、拿法、按法有较强的行气通经作用，多用于伤处疼痛、肢体麻木的治疗。如疑有筋出槽、骨错缝，应配合患处关节的扳法。凡关节粘连的病变，在使用舒筋手法后，应重点使用运摇关节和扳动关节的手法，而且须反复使用，才能收到较好的松解粘连、滑利关节的作用。在手法操作的方向上，杜自明强调"顺经顺络"，也就是手法操作要按一定的方向进行。杜自明认为理筋手法要自上而下，不可自下向上推。筋伤当顺，反之为逆。手法由近端操作为顺，倒向横向操作为逆。倒推则起包，横推则起

梗。肿胀和疼痛之重点处，可自中心部向外放射状分理，以宣通气血，消肿散瘀。顺经顺络一方面能使手法操作按一定规律进行并条理化，对提高手法质量，增强疗效有帮助；另一方面人体气血经气的循行，是按一定方向进行的，故有人认为顺经络能促进气血和经气循行，反之则有气血、经气逆乱之弊。

　　总之，杜自明骨伤手法流派源自四川，而其本人习练少林武学，杜自明骨伤手法流派传入京城，在手法治疗上自成一体，强调练功，其中许多观点，值得我们深入思考。"治伤分软硬，治疗看十要。硬伤分四类，软伤用十法。弹筋十四道，日日练功勤。"大致可包含其理论内涵和技法特色。

四、临证特色手法

1.颈部手法

　　段胜如继承了杜自明骨伤手法流派的手法，认为中医骨伤科常治的颈项部软组织疾病，如颈椎病、落枕、婴儿先天性肌性斜颈、胸锁乳突肌扭伤、颈部挫伤、项背肌综合征等，在推拿按摩时，其治疗手法有很多是相同的，因此遇有以上疾病，可应用颈部手法治之。不过因疾病之不同，手法也有轻重繁简之别，但整体手法过程大致相同。一般压痛点大都在肌肉与韧带起止部，因该处承受的拉力最大，也最易受伤。颈项部疾病的治疗手法，以颈椎病为例，详述于下。

　　（1）病变查找手法：患者坐位，令患者头颈部放松。术者站于患者身后患侧，用拇指与食、中指对捏颈椎横突两侧，从颞骨乳突附近向下沿横突慢慢按压，直至肩部，以查找颈椎横突两侧的压痛点。然后从横突与棘突之间，自风池穴（即枕外隆凸两侧的上项线的内下边）开始，缓缓向下按压，直至肩部，看有无压痛点，两侧对比检查，可让患者更清楚地知道痛之所在，也让术者体会到肌肉是否紧张、有无筋结，痛甚处也就是按摩的重点。从第一颈椎棘突间，向下压到第七颈椎棘突间，按压棘突两旁，查找有无疼痛。用双手拇指按压两旁肩胛骨内上角的上方，再用双手其余四指按压于两侧的肩胛冈上窝，查找压痛点。用双手拇指侧压于两肩胛骨脊柱缘及冈下窝，查找疼痛点。查找压痛点的目的，即是查找病变之所在。

（2）颈部按摩手法：得悉病情后，开始颈部手法治疗。凡有压痛之处，必须按摩 200 ～ 400 次。段胜如认为，查找疼痛点的过程，是了解病情轻重的过程，也是了解手法治疗是否获得良好预后的过程，切不可疏忽。

有经验的正骨、按摩大夫，在其手法应用过程中还能摸出肌肉是否发紧、甚至挛缩等情况。如发现上述情况，则要加倍按摩，其手力也该相应加大，当然要以患者能忍受为度。颈部两侧是对称的，患者虽诉一侧疼痛，但另一侧必受影响，亦应查找并按摩，疗效更佳。

若伴有头痛、头晕者，则需按摩太阳穴及百会穴 100 次。方法是双拇指腹分放于患者两侧颞面，另四指抱住枕骨，顺时针与逆时针方向各 50 ～ 100 次。头顶部亦如此按摩 100 次，最后用双手五指端在头顶两侧，由前向后推按头皮各 10 ～ 20 次。

若有耳鸣者，则须在下颌小头的后面，即耳垂后方，用拇指轻柔地向前上方按摩 100 下。若两侧耳鸣，则双侧均应治之。

凡找出的压痛点，都是所在组织或遭劳损、或受新伤之故。

按摩力之大小以患者能忍受疼痛为度。术者之指力引起的疼痛以患者平时感觉的疼痛为好，一方面说明找到了病之所在，另一方面说明这是最佳指力，力之所达，是在受伤的肌腱或韧带上，而不是手指与患者皮肤的摩擦。

（3）头颈关节活动手法：按摩之后，就是活动头颈关节的手法。头颈正常运动有前屈、后伸、左右侧弯及旋转运动。活动头颈关节的手法应据此予以推拿，目的是达到该关节正常运动的生理范围。治疗后患者会感到症状有所减轻，甚至不痛，这就是《医宗金鉴》手法总论所云的"以手扪之，自悉其情，法之所施，使患者不知其苦"。

一是狮子摇头，即术者一手扶患者枕骨，一手托下颌，嘱其不要紧张，将头缓缓做顺时针方向的旋转，正当旋转到颈项松活时，双手配合，扶枕之手轻柔一推，托颌之手回收，会发一响声，告诉患者勿惊恐，这是头颈关节活动松开的表现，若不发响声，不要强求。然后术者换位站到对侧，施以同样手法，一定要左右对称活动。

二是侧扳。术者一手绕患者颈后，放于同侧颈旁，肘压同侧肩前，使患者肩关节稍后退，另手平放于耳上顶骨部，将头向对侧推压，常发生响声，不响不必强求，这也是头颈关节松活的表现。对侧也要施以同样手法。有个别患者，怕扳动头颈，更怕发生响声，也可不做头颈关节活动，只做按摩，但要说明疗效稍差，疗程稍长。活动头颈关节手法一定要轻柔，活动范围不可超过生理运动范围，切忌粗暴。

三是拔伸。术者左肘屈曲，托患者下颌，另手拇、食指张开，扶持在枕骨下，当屈肘用力上提头颈之际，扶枕骨之手也同时配合用力向正上方升提，并询问患者有无症状减轻或加重的感觉，若有轻松之感，就是手法能治好此病的一个标志。得悉此情况后开始牵引，左肘屈曲上提如前，另手改用拇指压于颈椎4、5或6棘突上，视颈椎X线片哪一个椎体反张最明显，当屈肘用力上提头颈之际，压棘突的拇指同时用力向前推挤，此法能逐渐使变直的颈椎，甚至反张的椎体得到改善或恢复正常的生理曲度，变窄的椎间隙也会增宽。

（4）牵引手法：术者将左拇、食指张开，托持于下颌骨缘，另手扶枕骨，将患者头部尽量后仰，并询问颈部有无疼痛，有则在此部位痛点再按摩200次。然后托颌之手改为顶住下颌骨前面，另手托住枕骨，压低头部，最好下颌能接触胸前，但不要强求。若此时项后部疼痛，可同头后仰时按摩痛点的方法治疗。若无疼痛者，不必按摩。

接着是左右侧牵。术者使左肘用力上提头颈之际，扶枕骨的右手也配合提升，将头颈缓缓地侧弯于左肩及右肩的两边。

然后术者以左肘用力上提的同时，扶枕骨的右手使头尽量斜向左下方，再缓缓仰头斜向右上方，对侧也要施以相同手法。这几个不同方向的手法牵引后，会使神经根型、椎动脉型、交感神经型颈椎病的症状有所减轻；但对脊髓型颈椎病，由于大部分患者只对1～2个方向的牵引感到症状减轻，其他牵引反有加重，因此段胜如手法牵引时，只拔伸这1～2个方向，其他方向的牵引视为禁忌。随着症状的减轻，逐渐增加可施行的牵引方向。早中期的脊髓型颈椎病，中医正骨大夫是能够用手法改善的，若试检的几个方向的手法牵引对症状无改善作用，反有加重，段胜如认为此为手法禁忌，不宜施手法治疗。

2. 腰部手法

中医骨伤科常治的腰部软组织疾病，有腰椎间盘突出症、腰椎管狭窄症、腰椎骨关节病、急性腰扭伤、第五腰椎横突一侧翼状肥大综合征、第三腰椎横突综合征、腰椎后凸综合征、腰胸椎棘突间疼痛综合征、腰肌劳损、类风湿强直性脊柱炎等，这些病用手法治疗，虽然难治，又费力气，但疗效很好。以上所举疾病，病虽不同，但中医骨伤科的治疗手法大同小异。以最具代表性的腰椎间盘突出症为例，具体手法如下：

（1）查找痛点：患者俯卧，双臂贴身旁，嘱患者全身放松，便于查体准确。术者站于患侧，首先用双拇指按压骶棘肌旁，并从腰肋脊角开始，直至骶棘肌的起点，即腰、骶、髂骨汇合的三角处，按腰、骶的棘突间隙，查有无压痛。然后向下，在腰椎横突处、腰方肌及腰大肌侧旁按压，查找疼痛点。最后按压髂后上棘附近、骶椎侧旁、环跳穴与梨状肌止点，查看有无压痛。

骶棘肌虽与背棘肌为两部分，但肌纤维互相重叠，若骶棘肌有问题，也可影响其上部的背棘肌，故背部亦应检查。凡查找出压痛点，必须按摩 200～400 次。然后按压大腿后、外侧及小腿的承山穴、阳陵泉穴及腓骨后、内侧等处。若有压痛点必须按摩 100～200 次。若患者两侧腰部均有疼痛者，在两侧均应找出压痛点，并予以按摩。虽两侧有病，但大多一侧较重，按摩时注意力应放在病重的一侧。压痛点（也即病变所在）找出后，试以不同手力，问患者手力的压痛是否和平时感觉的疼痛相近似。若近似，则此种手力最好，疗效会更佳。以上各处无压痛点则不必按摩。

（2）腰部关节活动手法：腰部的正常运动有前屈、后伸、左右侧弯及旋转运动。活动腰部关节的手法，应据此予以推拿。

首先将一床单，通过患者腋窝，缚于诊察床头，以固定上半身。令助手握患肢踝部。若患者 X 线照片上腰椎向左侧歪斜，则所牵之腿向左偏，术者站于左侧，双手掌在歪斜最甚处，向右侧推，应用杠杆力学原理，以期纠正腰椎的歪斜。若有腰椎侧弯，凸向右侧，则反其方向而行之。无腰椎歪斜者，中立位牵抖。若有腰椎变直，甚至呈反张者，则在牵引的同时，将下肢抬高，术者向下（即向腹部）按压，以期恢复腰正常的生理曲度，此法对纠正腰椎的歪斜或变直有效。助手在做对抗牵引的同时，抖动患肢。先单腿牵抖，再双手握双踝，提起两腿并左右摇摆腰臀部，顺势将腰臀牵而抖之。术者与助手需默契地将两力合而为一，即牵抖之际，推与压配合一致用力。以上牵抖可使腰、骶、髂各个关节松活。

二是斜扳。术者一手扶托对侧膝前部，另手压腰际，将腿部斜向抬起。放于腰部之手一压，托膝之手一抬，压与抬之手配合一致协调用力，使腿部斜向抬起 3 次，然后换另手压腰部，一手扶肩前，也是一压一抬协调用力，使肩与上身斜向抬起 3 次，然后站于对侧，如上法治之，使腰椎获得较大的被动旋转运动。

三是侧扳。患者侧卧，贴床之腿伸直，屈髋屈膝，术者站于患者腹侧，将双肘屈曲 90°，一前臂压患者肩前，使上身向背部的床面倾斜，另一前臂压患者臀部，使臀腿部向术者身旁的床面倾斜，双臂同时用相反之力，上推下收转动患腰，并嘱其放松腰部。当腰活动自如之际，两臂配合协调发力，上推下收，使腰部达到最大的旋转，会发出弹响声，这是腰椎松活的表现，对侧用同法治之，这些手法必须两侧对称予以被动活动。

四是屈伸。患者侧卧，术者立于其后，一手扶膝，一手握踝，屈髋屈膝，使大腿贴于腹壁。一松一紧 3 次，然后扶膝之手换压腰部，顶住腰骶，握踝之手将腿向后拉，使腰部过伸，也是一松一紧 3 次，对侧亦如上法治之，使腰部达到尽可能大的过伸过屈活动。

五是滚摇。患者仰卧，尽可能大屈曲髋膝关节，令患者双手抱住小腿，术者站于其旁，一手扶项背，一手扶小腿，将患者在床上滚动，如不倒翁运动。

六是背蹲。患者下床站立，术者与患者背靠背，臂挽臂，并将手抓住患者裤带，术者臀部顶住患者腰际，将患者背起，使其脚离地，然后左右摆动患者下肢 2 次。放下患者使其站于地面，双方稍息，再背起患者前后颠动 2 次后放下。如此左右前后活动腰部 2～3 次，以减轻腰痛患者的负担。然后扶患者蹲下，尽量使腰屈曲。活动范围由小到大，力量由轻到重。背法对年老体弱患者慎用，若术者身体不够强壮或年龄稍高，也可不用背法。每周 2～3 次手法治疗，若有特殊情况，也可每日 1 次治疗。

此外有腰椎间盘突出症的患者，腰神经根发炎、水肿，致腰腿剧烈疼痛，检查时手一触及腰部，即痛不能忍者，不宜按摩、推拿，应给予椎孔旁神经阻滞麻醉。

3. 肩部手法

中医骨伤科常治的肩部软组织疾病有肩关节周围炎、肩关节脱臼或上肢骨折固定过久引起的肩关节粘连性功能障碍、肩部挫伤等，这些疾病在中医骨伤科按摩推拿时，均可用相同手法治之。以最具代表性的肩关节周围炎为例进行详述。

（1）检查痛点：患者坐位，术者立于患侧，按压患者肱二头肌长头腱的径路，特别在肱骨结节间沟的尽头疼痛最甚，其次是背部的肩胛冈下外侧与上述肩前部相对应处，一定可找出明显的压痛，应重点按摩。此外三角肌的起止点及肱二头肌短头腱的起点也要检查有无疼痛，有则需多次按摩。

（2）活动肩关节手法：肩关节的正常运动有前屈上举、后伸、内收、外展、内旋、外旋六个方向的运动，活动肩关节的手法也应据此予以推拿。

①滚摇：术者站于患侧背后，用前臂从患肢上臂后经腋窝将手掌搭于患者肩前，另手压肩上。将患者肩关节顺时针与逆时针方向各旋转 10 次。

②内收：术者一手推肘，另手握腕，将患肩向对侧推移，逐渐、多次、慢慢地使患肢手掌搭于对侧肩部，并将上臂贴近胸前，每次手力以患者能耐受疼痛为度。正常肩关节内收时尺骨鹰嘴可达胸骨中线，并能使手臂贴胸前。

③前伸上举：术者一手握肘部，另手握前臂，用力将患肢边牵引边上举，牵引上举的同时旋转上肢，直至患者痛不能忍，方停止抬高，缓缓放下，如此操作 3 次。牵引下抬高的目的是使患肢上举较易且痛轻。旋转上肢，可使已粘连的肩关节囊松解，以利早日恢复肩关节的正常运动。

若检查肩关节向上抬举呈胶着状态，粘连甚紧，即使稍有活动也是肩胛骨在背部外移，肩周围组织发僵发板，已无肌肉的自然柔韧性，这种病例用前伸上举的手法是不能见效的，因为上举已没有肩关节自身的运动，而是肩胛骨的外移，应改为患者仰卧诊察床上，病侧在外，术者一手抵住肩胛骨外缘阻止外移，另手握患肢肘部缓缓上举，其高度以患者能耐受疼痛为度，让肩关节本身得到运动，才能慢慢恢复其上举的正常功能，这点应予以注意。

④外旋：术者站于患者对面，一手托肘，另手握腕，使患肢前臂向外旋转 10 次。

⑤摸背：术者站于患者后外侧，一手放肩前，另手握腕并稍屈肘，将患肢缓缓向臀部移动，病情轻者，手可触及裤带，病情重者，只能摸到臀部。正当患肢向臀腰部运动时，患者一诉痛，立即停止，把手放回身旁，待痛止后恢复运动如前。此反手摸背，结合后伸、内旋两个动作，且将肱骨头推向前突，使途经结节间沟的肱二头肌长头腱更紧张，因此易引起剧痛。做此推拿手法时，切不可运动太快或过于抬高，让患者无法忍受，年老体弱者甚至会发生一过性休克。至此，活动肩关节的手法完毕。

（3）辅助手法

①弹背筋：站位如前，令患者挺腰低头，术者一手握患肢前臂，并屈肘放于患者胸前，另手拇、食、中指夹提背棘肌与菱形肌，似提琴弦，提起放下，放下又提起，反复 3 次。弹筋后，立即在原处揉摩数下，以缓解疼痛。再弹数下，再揉摩之，可使背部轻松舒适，肥胖者脂肪层厚，不易夹起，可用手指推按数下。

②弹腋筋：术者一手握腕，使患肢与身体呈 90°外展，另手拇、食指于腋窝处提起腋筋，如弹弓弦 3 次，患者感触电似的手麻，应立即捏按手臂数下，以缓解不适。肥胖的患者因脂肪厚提不起来，可用指拨腋筋。

③拔伸：术者右手食、中指夹住患者手指，用力牵伸，会发生响声，五指各牵伸 1 次。

④捏肩：术者双手在患者双肩部按捏 20 次，可使肩部舒适。

⑤合掌：术者双手掌分放患者前后，顺时针与逆时针方向合掌揉摩 20 次，至此手法全部结束。

每周 2 ～ 3 次治疗。若患者须赶回外地或有其他原因，也可一日 1 次手法治疗。肩关节周围炎早期疼痛剧烈，手法稍重即不能接受。若第一次手法按摩后，症状不见立即减轻者，可在肱骨结节间沟压按最痛处予以封闭。

参考文献

［1］谢阳谷. 百年北京中医［M］. 北京：化学工业出版社，2007.

［2］杜自明. 中医正骨经验概述［M］. 北京：人民卫生出版社，1960.

［3］何洪阳. 杜氏理筋手法初探［J］. 成都中医学院学报，1980（2）：20-22.

［4］何洪阳. 杜氏理筋手法初探［J］. 成都医药，1983，1：17.

［5］段胜如. 正骨按摩经验［M］. 北京. 人民卫生出版社，2007.

第六章
双桥罗有明骨伤手法流派

一、概述

多年以来，北京民间口口相传着一位神奇的骨科老中医——"双桥老太太"。她曾为邓颖超诊治腰伤，被周总理称为"罗有名"，后自谦改名为"罗有明"。罗有明（1904—2008），清光绪30年出生于河南省夏邑县罗楼村。罗家是中医正骨世家，算起来已有300年的历史，"罗氏正骨法"以手法轻、诊断准、见效快而远近闻名。

罗氏正骨法的初创年代现在已经无处查证。因社会动乱，几经劫难，罗氏家谱遗散殆尽。参考地方资料，仅知罗氏祖上长期行医于江西一带，明崇祯年间遭兵乱，罗氏祖师公迁徙豫东夏邑县城南定居。罗氏正骨的第一代和第二代传人的生卒年代已经无据考证，罗有明的祖母是第三代传人，罗有明的父亲罗天绪是第四代传人，罗有明是第五代传人，自19世纪40年代传于第六代罗金殿和司桂珍，第七代传人有罗素兰、罗伟、罗勇、罗素霞等。

罗有明从小跟在祖母罗门陈氏身边长大。她心地善良，聪明伶俐，刻苦好学，成为已有200多年历史的罗氏正骨第五代传人。她习医重于中医正骨（创伤科）和罗氏中医药。祖母卒后就随堂伯父罗心柱习针灸方药，以期能以医术济世。1922 年出阁嫁于王门，但仍悬壶于夏邑。同年治愈被惊牛顶撞而阴部遭受严重创伤的农妇，而使医名渐著。1949 年 2 月，丈夫王治忠（陕北红军一方面军排长）在战斗中受伤住进野战医院 252 总后二分院，罗有明也因护理丈夫随军进驻华北通州北刘庄、引各庄一带。新中国成立后，随解放军二分院进驻北京东郊双桥池家窑，从此在双桥行医。罗氏在给邓颖超治疗腰伤时疗效迅速，当时在场的周总理深情地说："你很有名嘛，就叫有名吧！"罗老太太遂改名罗有明。

二、传承路线

罗金殿，男，1931 年出生，系罗氏中医药第六代传人，正骨名医。曾任北京朝阳罗有明中医骨伤科医院院长。1993 年经北京市中医药管理局考评三年的师承成绩后，定为罗有明老中医学术经验继承人。他手法轻巧，稳准轻快，治愈率高。在骨折、脱位、颈椎综合征、腰椎间盘突出症、风湿性脊柱病伴骨质增生、骨质疏松等的治疗方面有着丰富的临床经验。在高难度外伤性颈胸腰椎骨折伴截瘫患者的诊疗上，也颇有独到之处。同时他还总结了罗有明正骨疗法的八大特点、四大治疗原则、100 多个诊疗手法。在 1993 年第五期《中国骨伤》杂志上发表了《正骨手法治疗腰椎间盘突出症》，由他整理的《中医正骨手法治疗 60 例外伤性截瘫患者的报告》被收入《百家方技精华》。他还主编《罗有明正骨法》《罗氏正骨法》，中西医结合治疗骨病丛书的《腰椎间盘突出症》分册；并研制了膏剂 5 种。

罗素兰，女，1951 年出生，系罗氏中医正骨第七代传人。罗素兰自幼受祖母罗有明、父亲罗金殿的影响，十分喜好中医，十几岁开始认真学习罗氏正骨法。1993 年经北京市中医药管理局考评，被指定为罗有明名老中医的学术继承人。罗素兰结合自己的临床经验将罗氏正骨法不断加以总结提高。她参加编撰《罗有明正骨法》，撰写《中医正骨手法治疗股骨干骨折临床总结》和《中医正骨手法治疗腰椎间盘脱出症的研究》，发表于《中国骨伤》杂志。

另外罗氏正骨的传人还有罗金官、罗金印、罗伟、罗勇、罗素霞等，均为罗有明中医骨伤科医院医师、罗氏正骨法的第七代传人。他们都在很好地继承和发展罗氏正骨法，并有自己的独到见解。

三、学术思想

罗有明正骨法是罗氏家族世代相传的临床经验总结。近年来，在继承手法的基础上，还探索出一套治疗脊柱病、骨质增生症等的治疗方法，并对此有了新的认识。罗氏手法，一旦临症，辨证用法，法之轻重缓急，刚柔相济，一直贯穿在整个治疗过程中。其手法独特精练，动作纯熟敏捷，每一个手法都有其针对性，主要的治疗手法与辅助手法配伍恰当，基本上无剧痛的感觉，待患者有疼痛感时，整复手法已完成。

罗有明正骨手法的核心是"五言三十七字令"及 22 个触诊手法。其正骨手法稳、准、轻、快，讲究三兼治，一法多用和多法共用。

手法作用四原则：一感、二松、三通、四轻。感，感觉，指疼痛、酸麻胀木；松即疏松，手指松解治疗后，疼痛挛缩而紧张的组织得到松解；通，畅通，指损伤后的结缔组织被整复松解后，气血、经络畅通无阻；轻，轻松愉快病则除。四字表明了罗氏正骨手法的诊疗作用。

正骨原则包括手法整复、包扎固定、正骨用药、功能锻炼。

四、罗有明正骨手法特点

1. 稳、准、轻、快

（1）稳：骨伤科患者多以跌扑闪挫、撞击、压砸、车祸等原因前来就诊。此时此刻，患者痛苦不堪，家属焦急万分，但对于医生来说，需保持清醒的头脑，通过必要的检查，迅速判断损伤程度、性质与部位，选用哪一种治疗方法，医生助手如何配合，整复后如何固定等要全面考虑，以便采取一系列治疗与抢救措施。诊断明确后，则机触于外，巧生于内，手随心转，法从手出。操作时沉着细致，稳而灵活，稳柔而有力，稳透而不僵。无需在某一部位长时间反复使用一个手法。只有这样，才能保证治疗效果，避免不良反应。

（2）准：人体是一个有机的整体，中医学既强调人体内外的协调统一性，也重视人体与外界环境的统一性。患者述说病情，总有局限性，或只能表达出部分与疾病有关的症状，不可能为医生提供全面的病情。一种疾病的正确诊断，来源于各项必要的检查。透过一些疾病的表面现象，从整体出发，去粗取精，并顾及局部病变与其他部位的影响，进行仔细、全面的分析，才能做出准确的判断并掌握治疗的主动权。在临床应用中，根据触诊时的手感来选择手法。操作力度则根据患病部位、手法性质及从治疗开始到结束的变化决定轻重缓急；操作方向则是顺应正常解剖位置、形态，循序渐进；操作时间，根据所选择的治疗手法、损伤的部位与程度、损伤性质、治疗范围的大小，应长短适宜。这些，都是在一个"准"字指导下进行的，应用自如，便可收到预期的疗效。

（3）轻与快：《医宗金鉴·正骨心法要旨》中说："伤有轻重，而手法各有所宜，其痊可迟速，遗留残疾与否，皆关于手法之所施得宜。"罗氏正骨手法强调轻—重—轻的治疗顺序，一是根据病情的需要，轻重适度，该用轻手法的时候，不应用重手法；二是在治疗过程中，无论病情轻重，治疗开始时宜轻，以消除患者的紧张情绪，使患者能够与施手法者密切配合，还可避免遗漏浅层组织损伤。治疗中，按照患部的深浅与移位程度，力度得当而不滞，重中有巧，以巧力代重力；治疗后期轻，以疏通经络气血，轻而不浮，轻重适当。

"快"指的是手法纯熟、灵活、轻巧，手法配伍得心应手，迅速敏捷，使患者不受痛苦或少受痛苦，尽量达到"法施骤然人不知，患者知痛骨已拢"的要求。

2. 三兼治

当骨的连续性遭到破坏后，肢体因失去杠杆和支柱作用而导致功能障碍，与此同时，周围组织的肿胀、瘀血随之而来。"骨为干，脉为营，筋为刚，肉为墙。"这就是说，骨折后出现的气血运行不利，肌肉的稳定因素失调，同样也可以引起功能障碍。它们之间相互联系，相互制约。因此，在治疗前，必要的分理顺筋手法是不可少的。它可使气血运行通畅，瘀血尽快吸收消散，还可以减轻整复时患者因疼痛而产生的局部保护性反应，从而保证手法治疗的顺利进行。由于肌肉主动收缩力的存在，可让整复对位后的骨折再度移位，也可因肌肉的保护作用，使复位后的骨折变得更加稳固。正骨、正筋、正肌肉是一套完整的手法。在治疗骨折的同时，兼顾气血、肌肉、筋腱、关节的治疗。三项同步进行，缩短了骨折的愈合期，避免了后遗症的发生，并可促使功能恢复。

3. 一法多用，多法共用

正常机体损伤后，鉴于损伤机制、身体素质、损伤部位与程度，可以出现各式各样的临床表现。在治疗阶段，固定的手法模式是不能达到理想疗效的。首先，医生应对取得的资料加以综合、分析、辨别，才能有正确的选择。一种方法，能在多种病症中应用，法同病异疗效同。如骨折、脱位、软组织损伤、慢性病等，都是以推法为基础，再辅以其他手法。而推法又可分为指偏侧推、指腹推、掌根部推、八字分推、直推、斜推等术式，这些都是根据其生理功能与解剖特点决定的。再如腰椎间盘突出症，则可辨证选用扳、压、旋、推、点、按等多种手法，随着症状的变化而变换治疗手法，可以收到事半功倍的疗效。

罗有明正骨法，表面上看起来很简单，易于掌握，但手法技巧是很深奥的，"以手扪之，自悉其情"，知其体相，识其部位，可探知 X 光片反映不出来的疾患，如肌肉、肌腱、韧带、关节软骨等损伤，以及皮肤的寒热温凉。而这些病症同样会给患者带来痛苦，或是影响部分功能，甚则出现后遗症。这些，全凭术者灵敏的手去感觉、去诊断、去治疗，既简单方便，疗效又好。

4. 五言三十七字令

摸接端提拉，扳拨按摩压；

顶挤蹬揉捏，松解点穴法；

捧拢复贴用，旋转与推拿；

摇摆挂牵引，分离叩击法；

诊疗则选手，患者幸福家。

5. 正骨法则五要素

断而续则固，固而须则适，绀而须则祛，僵而须则软，节不利而活之。

6. 三定点诊疗法

三定点是罗氏正骨诊疗手法之一。三定点是通过手法基本定点，临床可根据损伤部位的不同而采取多点。此法既可贯穿在某些手法中，又可在诊断时用，还可用作复诊时的检查，因此称其为三功法。例如，桡骨远端骨折用此法时既可固定骨折外，也可在手法治疗和检查对位后的复位情况下使用，稳妥可靠。

7. 治疗线

（1）腰腿痛治疗线：腰骶部有 6 个压痛点，分别为腰 4～5 椎旁、腰骶髂处、骨边、秩边、环跳、坐骨部。脊柱软组织损伤、瘀血肿胀、轻度骨折、骨瘤、结核、风湿性脊柱强直、骨质增生、软组织钙化、腰椎间盘突出症、梨状肌损伤、脊神经根炎、黄韧带增厚等疾病特点不同，会出现不同部位的压痛。

为了缓解各种疾病引起的腰腿痛，在腰 4～5 椎以上发病时，点压或掌根顺压腰俞、环跳、风市、委中、阳陵泉、昆仑。在腰骶以下发病时，拇指点压或掌根顺压秩边、坐骨部、委中、昆仑，强度适中。

（2）颈椎综合征治疗线：对颈椎综合征引起的颈椎侧弯、后凸畸形、头晕、头痛、头皮松软、视力模糊、视物双影、耳鸣、多梦、失眠、眩晕等，除在颈椎部施矫形手法外，还可点印堂、太阳、百会、风池、安眠 1、安眠 2 和运动区，然后松解颈部和肩背部软组织，活动双肩，这样能使头部及颈肩背部轻松。

五、基础手法

1. 常用触诊 22 法

（1）摸法：手摸心会。古人用于诊断，为施用手法前的必要步骤。就是先用手触摸伤处，触摸时先轻后重，由浅及深，从远到近，两头相对，以了解是软组织损伤，还是骨折，达到"知其体相，识其部位，一旦临证，机触于外，巧生于内，手随心转，法从手出"的目的。

（2）单拇指触诊法：用一手拇指腹桡侧，在患处触摸肌肉、韧带与纤维组织等，沿脊柱的纵轴方向垂直、顺序左右分拨、摸、按。检查有无软组织损伤及解剖位置的异常，通过单拇指的触摸，进而辨明是软组织损伤，还是骨折或脱位。

（3）双拇指触诊法：检查时患者端坐在方凳上，向前弯腰 35°左右。双拇指微屈，拇指轻度背伸外展呈八字式，用双拇指指腹的桡侧在患处触摸纤维、肌肉、韧带，沿脊柱方向垂直按顺序依次左右分拨，检查有无纤维剥离、变硬挛缩、弹性变差，以及棘突位置、棘间隙大小的异常变化等，通过指腹下的各种感觉来确定损伤的情况（脊柱检查法）。

（4）三指触诊法：多用于脊柱。中指架在脊柱棘突上，食指、无名指分别放在棘突旁，速沿脊柱滑下，以检查生理曲线消失、反弓、成角、后凸、内陷等异常及棘上韧带剥离、棘突偏歪等。

（5）中指、无名指触诊法：用中指、无名指端，沿肌肉、肌腱走行点触及滑行，检查肌肉及筋损伤、变异情况。如对肩胛骨内沿、脊柱旁的检查，是根据骨骼的形态而采用的触诊手法。

（6）立指检查法：用拇指立起之顶端，触摸脊柱两侧及手、足部位的损伤情况。

（7）全指掌触诊法：用单手或双手及两手交替沿肢体及躯干滑行触摸，检查伤部有无异常变化。例如四肢伤患处，常用单手或双手全指掌微握力，自上而下地滑行，检查软组织损伤及骨折情况。

（8）指掌背部触诊法：用指掌背部触摸损伤局部及周围，可清楚辨别温、热、凉等感觉，进而帮助诊断。

（9）挤压法：用手挤压患处上下、左右、前后，如发生挤压痛表示有损伤。例如，用手掌挤压胸部引起肋骨疼痛，表示有肋骨伤；用手掌挤压髂骨棘引起挤压痛，表示骨盆骨折。此法有助于鉴别是伤筋还是骨折。在下肢骨折治疗后期，医者用手抵住患肢之足底，令患者先屈膝，再用力向下蹬腿，医者随即向上施以对抗力。观察患者是否有酸痛感，以辨别其愈合的程度。

（10）叩击法：叩击法是利用冲击力来辨明有无骨伤的一种方法。如下肢损伤时，叩击足跟；脊柱损伤时，叩击头顶；肱骨损伤时，叩击肘部。若发现疼痛之处与局部压痛相吻合，则证明骨折断端即在此处，如有压痛，而无叩击痛，则表示可能是伤筋。

（11）旋转法：用手握住伤肢下端，轻轻旋转，做外展、内收、外旋、内旋、提上按压等活动，以观察关节有无活动障碍。旋转法常与屈伸法配合应用。

（12）屈伸法：用手握住伤部邻近的关节，做伸屈动作，并将屈伸的度数，作为测量关节活动及功能的依据。旋转、屈伸时，需与患者健侧主动的屈伸与旋转活动进行对比。

（13）扳压触诊法：即用双手检查颈椎，一手扶扳患者头顶部，另一手拇指置于有阳性反应的棘突旁，扶头部的手向侧后扳头，置于棘突旁之拇指稍给微小压力。

检查腰椎时，一手拉患者之肩，向侧后方向扳拉，同时置于患者棘突的另一手拇指，轻轻给予压力。

（14）拇指、食指二指检查法：用拇指、食指置于患部，从上到下，从左到右，从里到外，进行触摸，主要用于四肢及手足骨骼及筋伤情况的检查。锁骨、肋骨的检查，也多用拇指、食指检查。

（15）触摸疼痛：根据压痛的部位、范围、轻重程度，来鉴别骨伤或筋伤。有尖锐物的压痛部位，表示有骨伤；压痛面积大，疼痛较轻，表示为软组织损伤；触摸畸形且疼痛范围大，表示斜行骨折或粉碎性骨折。

（16）摸畸形：触摸患部畸形、突起或下陷，可以判断骨折或脱位的性质、位置、移位的方向及重叠、成角、扭旋等情况。如横断骨折移位时，突起下陷明显；如突起下陷不在水平线上，多为斜行骨折；在脊柱如能触摸到高起、下陷之棘突，又有外伤史，多为脊柱骨折；如无外伤史，有长期低烧，触之有突起棘突，可能是结核所致，应查它项；如在骨干触之有突起，又无外伤史，多为骨疣、骨囊肿等；在腕、肘、膝、踝、指、趾部位多为骨炎、腱鞘囊肿等。在诊断一束肌肉或几束肌肉、肌腱断裂时，由于断端肌筋的回缩，触诊时两断端肌筋比中间断裂处突起，突起部、表浅部压痛较明显。

（17）触摸中断：用手触摸骨干，若指腹下有骨干不衔接感，应怀疑骨折；沿肌筋走行触摸，指下有中断感，则为肌筋撕裂。这种骨、肌、筋的断裂伤，多为挤压、暴力所致。

（18）触有棱骨：用手触之，指下有棱脊的感觉，如斜行、螺旋形骨折未穿破皮肤，均能触到折断棱脊。正常骨，如胫骨等也能触及棱脊，应注意鉴别。

（19）触有尖突：用手摸触之处有尖突感，如斜行、粉碎性骨折将要穿破皮肤的骨茬，很容易触到尖突之物。

（20）异常活动：用手触摸正常骨干时，不在关节部位而出现假关节的异常活动，标志此处为骨折部位。

（21）触摸骨擦音：用手触摸伤处，发出骨质摩擦的声音，统称骨擦音。另外，还有触摸患部时传导到医者之手的声音。这些均为医生诊断不同类型的骨折提供了第一手资料。

（22）三定点检查法：三定点检查法，是用三指分别置于骨折及脱位的三个不同点，以触知上下、左右骨折的性质及脱出的方向，这是罗有明正骨手法特点之一。

用拇、食、中三指，分别置于骨折部位，呈等腰三角形定点，或不等边三角形定点，均能触摸到骨折及骨关节脱位的情况。

骨折及骨关节脱位整复后，同样用三定点检查法，比较准确可靠。

三定点检查法适用于桡骨远端骨折，指、趾骨折及脱位，以及胫、双踝、锁骨骨折等部位的病情判断。

2. 基本治疗手法

（1）接法：接法是正骨方法的总称。《医宗金鉴·正骨心法要旨》说："接者谓使已断之骨合拢一处，复归于旧也。凡是骨之跌伤错落，或断而两分或折而下陷，或碎而散乱，或歧而旁突，相其形势，徐徐接之，使断者复续，陷者复起，碎者复完，突者复平。或用手法，或用器具，或手法器具分先后而兼用之。是在医者之通达也。"都称为接法。

（2）端法：用两手或一手拿定应端之处，从下向上或从外向内侧端托。

治疗范围：骨折、脱位、软组织损伤，如颈椎错位、颈部软组织扭伤及落枕。临床四肢骨折的端托远端凑近端，以及肩关节脱位端关节肱骨头等都用端法。

（3）提法：是将陷下之骨提出还原的手法。可用手或绳索提，使断骨复位。

治疗范围：伤筋的治疗常用此手法，如斜方肌、背肌等处的筋伤，锁骨、肋骨、尺桡骨、胫腓骨骨折的治疗过程均有提的手法。治疗肩周炎也用提晃上肢等手法。

（4）捏法：用单手或双手拇指和余四指并拢的指腹在患处紧捏，应轻重适当。

治疗范围：脱位及骨折。如指、趾部关节脱位、斜行骨折、横断骨折和其他类型的骨折（无重叠现象者），以及尺、桡关节分离等。

（5）按法：用单手或双手掌根、手指按患处及伤患部两端。

治疗范围：脊柱骨折伴脱位，肩锁、胸肋等关节脱位、骨折及四肢各部骨折、移位、成角畸形的治疗，腰背部软组织损伤等的治疗也用按法。

（6）推法：用手指或手掌根部将错位、断骨、扭筋推回正常位置。

治疗范围：软组织损伤之瘀血肿胀、脊柱侧弯、腰椎间盘突出症、骶髂关节错位、腱鞘囊肿等的治疗。

（7）拉法：用单手或双手施力于患部上下两端，对抗牵拉。

治疗范围：关节脱位及骨折，如移位有重叠、成角畸形者。拉法是骨折整复的重要一步，它不仅可以矫正重叠、成角畸形等，还可以矫正部分侧方移位，所以施力要适当。临床颈椎骨折脱位、腰椎骨折脱位及四肢骨折脱位等的拉力并不相等，因此，施行拉法的人员只有用力且主动与医者配合，才能提高整复的成功率。

（8）扳法：医生用手扳头部、肩部及四肢的手法。

治疗范围：颈椎病，扳头部；胸椎病，扳肩部；腰椎病，扳动肩与腿等。

（9）复贴法：医者用拇指指腹及掌根在伤处进行复贴复位的手法。即将剥离、移位、撕脱、骨折造成的软组织损伤，用拇指及掌根整复到原来的解剖部位。此手法是贯穿骨折、脱位、软组织损伤治疗始终不可缺少的重要手法。

（10）扳拨法：医者一手扶患者额部，一手置于错位、成角、畸形、偏歪、隆起的部位，置于隆起部位之手的拇指拨推隆起部位，两手同时用力。

治疗范围：主要适用于颈椎骨折、脱位、半脱位，颈椎间盘突出症，颈椎关节紊乱，落枕及软组织损伤等。

（11）分离法：单手或双手拇指端置于患处，左右、上下、前后分离的手法。

治疗范围：主要治疗骨折、关节脱位、软组织损伤后造成的粘连、挛缩、斑痕、增生等。当摸不到粘连、增生、挛缩的软组织部位时，要利用人体生理特点来互相制约，以达到治疗目的。这种制约包括医者手法和患者本人自身的运动。

（12）挂法：是医生用双手按、推、端、夹送的连贯动作，常用于整复杵臼关节脱位。

治疗范围：主要治疗下颌关节脱位及肩关节脱位等。

（13）推转法：医生一手握骨折近端，另一手握其远端，再用力牵拉、推转，牵拉方向与骨折旋转畸形相反，可使骨折旋转错位复归原位。

治疗范围：主要用于躯干部骨折的复位。

（14）摇摆法：用一手或双手握住损伤的关节远端，或一手握远端，另一手握损伤的关节处，做各方向的旋转活动的手法。

治疗范围：治疗关节部位的损伤，分离粘连，松弛痉挛，恢复僵硬关节，如肩、肘、腕、髋、膝、踝等关节的活动机能。

（15）回旋法：医者两手分别握住远近端骨折段，按原来骨折移位的方向，逆向回旋，导引断端相对，使骨折复续。

治疗范围：此手法多用于骨折断端之间有软组织嵌入的股骨干或肱骨干骨折，或经过不正确的处理造成背后移位的斜面骨折。回旋法必须谨慎，以免损伤血管、神经。如感觉有软组织阻挡，即应改变回旋方向，使背靠背的骨折断端变成面对面的骨折端后，再整复其他移位，回旋时要在助手的牵拉下进行。

（16）分筋手法：用双手拇指或单手拇指在患处，与韧带、肌肉的纤维方向呈垂直弹拨。

治疗范围：主要用于颈椎病、脊柱疾患的治疗，如颈部项韧带、斜方肌、冈上肌、腰肌、四肢肌腱等。对于慢性损伤，分筋手法可分离软组织的粘连及筋翻筋错、神经离位等，有疏通经络，促进局部气血循环，和营调气等作用。

（17）理筋手法：用双手拇指或单拇指将移位的软组织如韧带、肌腱、肌纤维、神经等扶正，再用拇指指腹或掌根部按、压、推、复平，使组织恢复均以此法为主。

治疗范围：本法是治疗脊柱骨折、四肢骨折的辅助手法之一。古人讲"凡肌筋隆起，必有骨错"。在治疗骨关节错缝时，也须先用理筋手法。

（18）解痉法：用手指腹、掌根部在软组织损伤部位周围、关节临近处施抚摸、揉、擦、搓、拿、拍击、点压等多变手法。

治疗范围：此手法灵活多变，是缓慢而轻柔的手法，主要用于闭合性软组织损伤、局部组织痉挛性疼痛、软组织发紧僵硬，或临近关节部位的软组织受累，以及关节脱位、骨折、脊柱疾患整复前。整复前的解痉可减少患者痛苦，提高疗效，缩短恢复期。

（19）点穴法：点穴治疗，是用拇指或中指及其他各指（按其部位适当选用手指），循经取穴点压的手法。取穴多在伤患部及其附近。

治疗范围：主要用来疏通经络，调和气血，调节神经功能，治疗陈旧性软组织损伤及因感受风寒湿引起的疼痛，如神经痛、关节痛等。若手法使用适当，可有手到病除之功。

（20）揉法：用手指及掌根部在治疗部位或穴位上，做圆形或螺旋形的揉动，揉时手指不离开接触的皮肤，力量应缓慢而均匀，使该处皮下组织随手的旋揉而滑动，并使患者感到舒适、微热。

治疗范围：适用于肌筋损伤、关节脱位、骨折整复前的软组织松解、髌骨损伤、手指和足趾损伤、脊柱疾患等的治疗。具有散寒邪、行气血、通经络、止疼痛的作用。

（21）按压法：用单手或双手指腹、掌根在治疗部位进行按压，也可用各指并拢按压或掌根按压。若用一手掌力量达不到所需之力时，可将两手掌重叠进行按压，必要时还可屈肘，用肘部鹰嘴突按压。按压达肌肉深层，手法可以是间歇性或连续性的。

治疗范围：用于全身大肌肉群，尤其是坐骨神经的上端。对一切疼痛、腰背肌胀痛及肌肉、肌腱僵硬均能收效。对一些截瘫患者萎缩的肌群，也有一定恢复作用。

（22）拍击法：用指腹或手掌轻轻拍击患处，单手或双手均可。拍击时腕部要放松，要灵活轻巧而又有反弹劲。用两手操作时，动作要协调配合。

治疗范围：适用于胸部和腰部因用力不当或受剧烈之闪扭而引起的内部震动和岔气。有调理气血、缓解胸腹闷痛、消除酸胀等作用。

（23）脊柱旋转复位法：患者端坐于方凳上，助手扶持，按住固定健侧下肢，或患者坐在特制的座位上，用布带固定患者健侧大腿部。医者坐患者背后，用一手拇指顶住偏歪的棘突，向健侧推，另一手使脊柱旋转使患椎恢复正常解剖位置，达到脊柱正常的内在平衡关系。

治疗范围：寰枢关节脱位、颈椎综合征、胸椎小关节紊乱、腰椎后关节紊乱、腰椎间盘突出症等。

（24）摇晃伸屈法：医生使患者关节被动摇晃的手法。

治疗范围：主要用来舒筋活络，通利关节，解除软组织损伤部位的粘连等。治疗肘关节、髋关节脱位也可配合使用旋转屈伸手法。

（25）牵引法：在伤肢远端，沿其纵轴用手牵拉，以矫正重叠移位的骨折和脱位的方法。

治疗范围：按照"欲合先离，离而复合"的原则，进行对抗牵引。用于脊柱骨折脱位、四肢骨折有重叠移位者。

（26）分骨法：医者用手指由骨折部捏骨间隙，使靠拢的骨折断端分离开的治疗手法。

治疗范围：对所有两骨并列部位发生的骨折，如桡尺骨骨折，胫腓骨骨折，掌骨、跖骨骨折等，因有骨间肌或骨间膜的收缩而互相靠拢施用的手法。

（27）反折法：医生两手拇指抵压于突出的骨折一端，其余四指重叠环抱于下陷骨折另一端，加大骨折端原有的成角，依靠拇指感觉骨折远近段断端骨皮质已经相接，而后骤然反折，反折时环抱于骨折端的四指，将下陷一端猛向上提，而拇指仍然用力将突出的骨折另一端继续向下推压，使拇食指中间形成一种捻搓力（剪力）。用力大小以原来重叠移位多少而定，用力的方向可正可斜。单纯前后移位重叠者，正折顶；同时侧方移位者，斜向折顶。

治疗范围：横断和锯齿形骨折，如患者肌肉发达，单靠牵引力量不能完成矫正重叠移位时，可用此手法。这一手法不但可以解决重叠移位，而且亦可随之矫正侧方移位，多用于前臂。

（28）拿法：用手指拿捏患处的筋肉，轻重适宜，从近端向远端，自上而下拿捏，能解除肌肉的痉挛，使血脉流畅，筋络宣通。或拿住骨折处，便于接骨等。

治疗范围：主要用于腰腿痛、颈椎病、腰椎间盘突出症引起的一系列症状，是一种辅助治疗手法。此法活血通络，解痉止麻，能缩短恢复期，减少患者的痛苦。

（29）旋转屈伸法：医生使患者关节进行被动旋转屈伸活动的手法。主要用于舒筋活络，通利关节，解除软组织损伤后的粘连等。髋、肩、肘关节脱位也可用旋转屈伸法。

（30）拔伸牵引法：在伤肢远端沿其纵轴用一手或双手施行牵拉，以矫正重叠移位的手法。凡重叠移位的骨折、脱位，都必须应用此法来整复。

拔伸牵引，主要是克服肌肉拉力，矫正重叠移位，恢复肢体长度。按照"欲合先离，离而复合"的原则，开始牵引时，肢体保持原来的位置，先沿肢体纵轴，对抗牵引，把刺入骨折部周围软组织内的骨折断端慢慢拔出来。

（31）捻法：用拇指和食指指端相对而成钳形，在关节附近提起肌筋进行捻动。此法要领与提弹手法不同，提弹是将肌肉、肌筋提起，用拇指向侧方弹后，迅速放开。本法是提起后还要做捻转的动作，然后慢慢松手。本法动作较小、力量慢而轻。多用于关节附近的肌肉、肌腱，捻时以患者有酸胀感为佳。此法可起到祛风、软坚、活血、止痛作用。

治疗范围：多用于颈肩、四肢关节的肌肉、肌腱处。适用于治疗风湿、麻痹及陈旧性软组织损伤。

（32）运法：用拇指指腹或掌根在所有选择的经穴周围做圆形或螺旋形的运摩、揉动手法。手法应轻缓柔和，以仅能接触肢体皮肤部位，患者感到轻松舒适为宜。

治疗范围：多用于治疗前臂及手掌、背、腰、臀部的肌肉损伤肿胀疼痛。

（33）搓法：用拇指及食指指腹呈钳形对称捏住，被动地搓；用手掌根部平放于肌体上下搓动也可以。用力要均匀，不宜太重。动作先慢后快而协调，使被搓部位有轻松的感觉。

治疗范围：指、趾节及腰背部，能舒经活络、活血止痛。

（34）掐法：拇指、食指或中指的末节呈屈曲状，以屈曲之指端，在穴位处深掐。在此法操作过程中，有五个小手法，即摸、分、弹、推、揉。即先摸准穴位，分开周围的血管和肌腱，避免肌肉紧张，然后掐到深部进行弹推。手法结束时再逐渐轻揉被掐部位。

注意手的力量应贯注于指端，深达骨面，动作不能过猛过急，以免损伤软组织。掐的强度以有胀感为宜。掐后应轻揉患部，以缓解不适之感。治疗后患部有轻松舒适之感。

治疗范围：因虚脱而昏厥时，可掐人中。热极昏厥中暑时可掐涌泉。每于手法后，均可立刻收效。对于骨及软组织损伤后遗症、风湿性关节痛、软组织粘连，效果亦较显著。

（35）侧掌手法：两手各指均伸直，并自然地稍稍分开，以手的尺侧缘（小指的一侧）击砸肌肉。能使肌肉受到较大的震动，有兴奋肌纤维、松弛神经的作用，能消除疲劳和疼痛。

注意腕放松，动作要灵活，有节奏，力量快慢要均匀。两腕要协调、灵活、自然，不可用猛力。

治疗范围：四肢、躯干及肌肉较多的部位，均可用此手法。对一些瘫痪患者及陈旧性损伤兼外邪风寒湿引起的酸胀疼痛也有疗效，特别是在劳动后，有利于消除肌肉的疲劳和疼痛等。此法新伤慎用或不用。

（36）按摩法：用单手或双手重叠操作，以全掌掌根和指腹紧贴于皮肤上，做直线或圆形、回旋摩动。此法可单独用，也可以在揉捏、搓捏中贯穿使用。加速血液循环，促进组织新陈代谢，缓解深部肌肉、韧带紧张或挛缩状态，松解粘连的瘢痕组织。

注意：①松肩，垂肘、腕，手掌紧贴于皮肤，掌下之皮肤、肌肉随手掌一起回旋摩动。②用力稍大，作用直达组织深部，做完后皮肤表面不应发红。③发力在肩，力由肩及肘，由肘及手，而不单是手动，用力要均匀协调，速度不宜过快。

治疗范围：按摩法可贯穿运用在各个手法中。在面积较大、肌肉肥厚的部位多采用此法，主要用于腰背部的陈旧性损伤、风湿痛、大腿肌挛痛等。其目的主要是使按摩效能达到深部组织，还有表面抚摩的作用。

（37）表面抚摩法：用手掌、指腹（五指自然分开伸直）贴于皮肤上，轻轻地做直线或圆形的抚摩动作。

注意松肩，自然屈肘，腕关节伸直，摩动时手不要离开皮肤，动作轻柔，用力均匀，使被按摩者感到舒适。

治疗范围：按摩的开始和结束都用此手法，也可用于全身各部。可视部位大小不同，而用不同的手形。较大部位，如四肢、躯干可用手掌；较小部位可用拇指指腹。新伤早期或骨折后，或骨痂形成之前，多用表面抚摩法。长时间固定包扎，肢体萎缩、麻痹，前期也可做表面抚摩法等。

六、临证特色手法

1. 软组织损伤基本治疗手法

手法治疗的作用是消瘀退肿，理顺筋络，舒筋活血。但组织损伤初期，不宜在局部使用手法治疗，以免加重出血，增加肿胀，而应采取活血化瘀、消肿止痛的药物内服外用，待3日后再用手法治疗。中期除用手法治疗外，还应配合使用强壮筋骨的药物。后期手法治疗则应以恢复功能和加强锻炼为主。临床实践证明，软组织损伤除配合药用外，手法治疗是必不可少的，也是减轻和避免后遗症的关键一环，切不可忽视。

（1）复贴复位法：此手法贯穿于软组织及骨关节损伤治疗的整个过程，是促进损伤的软组织快速愈合的有效手法。复贴复位法有单拇指或掌根部轻压复贴、顺压复贴、顶压复贴等手法，多适用于脊柱、四肢及关节周围，能使结缔组织更接近生理解剖关系，有改善血液循环、止痛、消肿、增强功能等作用。

（2）软组织粘连分离法：主要用于治疗损伤后期出现的粘连、增生等。能触及的部位可用拇指端拨动分开，不能摸到的部位，可用人体生理特点和手法互相制约，以达到治疗目的。

（3）推拿活血法：主要用于瘫痪、半身不遂和陈旧性软组织损伤，如肌肉萎缩、发凉、怕冷、无力等，即用双手从肢体近端向远端推、捏、拿、提，可改善血液循环。

（4）解痉法：主要用于闭合性软组织损伤后产生的痉挛性疼痛、肌肉僵硬及邻近组织受累等，即用手掌在伤处做旋转性按摩，或由近向远端按摩，是骨关节脱位、腰部急性扭伤、腰椎间盘突出症在复位前后解除痉挛必不可少的手法。解痉后不仅组织便于复位，也可减少患者痛苦，缩短恢复期。

（5）点穴法：主要用于陈旧性软组织损伤、深部组织损伤的恢复。因为软组织损伤整复后，对于活动性较强的关节及其邻近组织而言，在恢复期，往往因疼痛不适，产生功能障碍而延长恢复时间，对此除了用药外，点穴法是必用的辅助手法之一。本法对风、寒、湿引起的各种骨关节酸痛也有明显疗效，使用得法，皆有手到病除之功。

2. 冈上肌损伤的手法治疗

患者端坐，术者站于患者背后，用单手拇指指腹，沿冈上肌顺滑点压至肱骨大结节，连续 5～6 次后，在冈上肌交接处，用单手拇指点压 1～2 次，继此循环 4～5 次后，用掌根部轻度按摩肩部不适处，连续 4～5 次即可。手法后患者当即感到舒适轻松，疼痛消失。冈下肌、小圆肌、肩胛下肌损伤的治疗手法大同小异。

3. 菱形肌损伤的手法治疗

患者端坐于方凳上，术者坐在患者背后，用拇指指腹，沿脊柱患侧或肩胛内侧损伤部位，做复贴按压、下滑动作。连续 5～6 次，改用手掌根部，在患部及邻近组织疼痛不适部位，予以轻度按摩，反复 3～4 次即可。治疗后患部即感舒适轻松，疼痛消失。隔日按摩 1 次，轻者 2～4 次，重者可治疗 5～6 次，即能痊愈，亦可配合伤科药内服。

4. 漏肩风的手法治疗

患者端坐位，医者立于患者侧后方，用手掌根部先在肩峰周围轻度按摩，当患者舒适轻松后，可持患者肘部轻轻活动，前后旋转肩关节，后改用单手拇指在肩关节周围按摩、点压，尤以冈下肌中段、肩胛下肌和冈上肌附着点为主，这三处是必不可少的点压镇痛点。为了解除肱二头肌上部的粘连和关节腔的粘连，可持患肢上提至功能位，如一次未解除，可多次，一般隔日一次，患有心脏病、高血压的患者要慎用向上提拉法。以上手法多用于中期和久病的患者使用。初期可服疏风定痉药或外用膏药，后期可增加功能锻炼。

5. 胸壁软组织损伤的手法治疗

闭合性损伤以手法治疗为主。患者端坐在方凳上，医生坐在患者伤侧前方，嘱患者将伤侧的上肢向上抬起屈肘，并用手托住枕骨部，后仰扩胸。术者一手揽住患者后背胸部，另一手可推托上抬的上肢，陷下的部位即可自动隆起，突起的部位用手掌轻轻按压即可复平。一般软组织损伤，可用单拇指顺压肋间走行，初期用轻度手法。若患者深呼吸、咳嗽疼痛，可口服活血止痛类药。

6. 腰椎间盘突出症的手法治疗

腰椎间盘突出症的治疗，主要是手法整复，可还纳髓核并修复纤维环，调整脊柱内外平衡，只有这样才能达到治疗的目的。

（1）*侧扳复位法*：俯卧位，嘱患者全身放松，医者站于患侧一方，一手放在健侧肩部，另一手放在棘突旁，用掌根部或拇指将棘突向健侧推的同时，放在健侧肩部的手向相对方向推扳。脊柱不伴后凸畸形者，患者上身不要回旋，以患者能耐受为度，一般均要过度矫正。扳住稳定 1 分钟，如手感腰部滑动及有"咕喽""咕咚"声响，即已还纳。如一次没有成功，还原后再扳一次，病程久者可连续施法 3～4 次。

（2）*手、肘压法*：患者俯卧位，肌筋放松，医者站患侧一边，用前臂平面近鹰嘴骨处，放患处两椎体之间下压，由轻到重，以能忍耐为度，每次重压 1 分钟，松解 1 次。患部周围的组织，症状重者可连续施法 3 次；陈旧者也可在一助手握双踝向下牵引的同时腰部加压，此法能加大椎间隙，使纤维环产生一种弹性回旋力，即可使髓核还纳，纤维环复原，远离神经根。

（3）*旋转复位法*：患者坐在特制的 A 梯形治疗固定座上，医生一手从患者患侧的腋下穿过，经过后颈部，用手把住患者健侧的肩部，此时嘱患者向健侧方弯腰，放松肌筋。医生的另一手拇指或掌根部，推住偏歪的棘突。当椎体边缘呈相对定位时，医生放在肩部的手大回环旋转脊柱，同时放在棘突的手用力推偏歪的棘突，进行拨正。旋转至患侧后方时，此时医生的两手形成对抗性的推扳，造成后伸位为 1 次。视病情可连续施法 3 次，推棘突时如听见声响"咕喽"或手下有滑动感时，已达治疗目的，但只能向患侧旋转，否则事倍功半。此法适用于腰伸急性扭伤或腰椎间突出症等。但伴有生理曲度变直、后凸或侧弯、风湿性脊柱畸形者，效果不佳，多采用前述两种手法治疗。用此法前后，可用软组织松解法进行松解，以免造成不必要的疼痛。

（4）坐位屈伸法：患者坐在治疗床上，两腿伸直，双腿并拢，足尖等齐，双手向前略伸。嘱患者放松肌筋，医者站在患者背后，双手扶持患者双肩部，向前推动上身来回晃动 3～4 次，也可一助手牵拉患者的双手，协助医者，但不能用力过猛，应缓慢用法。此法用于复位后仍不能弯腰的患者，时有立竿见影的效果。身体虚弱、高血压、心脏病患者慎用此法。

（5）辅助治疗：中央型、腰 5 骶 1 椎间盘突出者，点秩边、坐骨部、委中；腰 4～5 椎间盘突出者，点环跳、风市、委中、阳陵泉、昆仑。每穴点按 10 秒钟，然后从臀部至足推拿松解 5 分钟。环跳可屈肘重点 10 秒钟后略停，再点 1 次，其余均用中度点压。

临床松解手法：患者俯卧床上，医生站在患者一侧，用拇指在腰棘两侧或一侧从上而下顺压，或拇指旋转点压，各做 4～5 次后，改用掌根回旋按摩，下行至臀部、腿部，2～3 次即可。

7. 腰肌劳损的手法治疗

患者坐在方凳上，医生坐在患者背后，用拇指拨动棘上韧带，找到损伤的部位，然后用拇指沿脊柱纵轴方向顺压，可反复顺压 3～4 次，症状即可缓解。复位后 1 周内，腰部少做前屈后仰活动，3 天复诊 1 次，手法后可用伤科药内外调之。

8. 梨状肌损伤的治疗

患者俯卧床上，放松肌筋，医者用单拇指触摸以体会肌束改变的情况，可顺压痉挛变硬的部位 4 ～ 5 次后，改用掌根按照肌束走行顺压。新伤经过手法治疗，患者即感轻松；慢性损伤，用单拇指拨动法，使粘连部位分开，能解除疼痛，同时配合伤科药物内服，即可治愈。

9. 骶部软组织损伤的治疗

骶部肌筋的损伤，多采取拇指或掌根复贴、理筋法。早期轻度复贴、理筋，使隆起部位复平，症状即有明显好转，同时外敷活血止痛药，4 ～ 5 日即可消肿愈合。陈旧性者前 2 次可采用重手法复贴、顺筋、热敷等。复贴手法隔日 1 次。在治疗期间，不要做弯腰、下蹲取物等动作，也不要用暴力扭转身体。

参考文献

［1］罗有明，罗金殿. 双桥正骨老太罗有明［M］. 北京：人民卫生出版社，2008.

［2］罗金殿，罗素兰. 罗氏正骨法［M］. 北京：人民卫生出版社，1996.

第七章

刘道信骨伤手法流派

一、概述

刘道信骨伤手法流派源于山东邹平刘氏世传之正骨流派。邹平位于山东省中部，在济南市的东北方。刘氏家族从明朝开始，世代传习少林派武技和治疗跌打损伤，二者相辅相成，相得益彰。经过数代相传，武技逐渐退居次要，而正骨医术则占据了主要地位。

刘道信（1886—1967），字义臣，祖籍山东省邹平县。刘道信自幼就读私塾，兼学家传少林武技。稍长由其父对峰公及家叔仙峰亲授接骨治伤之术，对整骨渐渐有所领悟。自 16 岁始，若值父、叔外出，有求诊者往往代为诊疗，时亦有效。由于天资聪慧，又勤于实践，技术渐有长进，在邹平一带享有较高声誉。

1908 年，刘道信来北平，在前门外以武为业，兼疗跌打损伤，在京城享有盛誉。

1940 年，先生谢职家居，多有亲友、邻里及各方人士请为诊治，后竟甚为繁忙，为不负众望，经卫生局批准，在北京西城和平门内翠花街正式悬壶行医，深受患者赞扬。1941 年，应聘为"北平国学院"正骨教授；1947 年，任北平正骨科考试委员。

新中国成立后，刘道信仍在旧址行医，就诊者甚众，门庭若市。1956 年在党的中医政策感召下，欣然放弃私业，就任公职，为中医研究院筹备处特聘医师。1960 年调入中医研究院广安门医院骨科，与杜自明、葛云彬等名医共同工作。次年被聘为中华医学会顾问。

二、传承路线

1. 崔翠贤 北京人，生于 1909 年。18 岁时拜师刘氏，行医看病。由于刘道信的口传心授、细心指点，加上本人重视对基础理论的学习和临床实践，1940 年，经北平市卫生局批准为骨科医师，并于同年加入北京中医学会，成为该会会员。1974 年，崔氏到北京崇文区中医医院工作，任骨科主任医师。

多年来，崔翠贤细心研究了历代各家按摩、正骨手法及理论知识，并把它们融会贯通，形成了自己独到的手法，其手法轻，见效快，疗效稳定。崔翠贤医术高超，提携后辈，培养新人，不仅给学生传授医术，而且注重医德教育，时常告诫学员：行医治病要胆大，要敢于攻克难关，知难而上，要树立必胜信心；接诊患者要心细，要严密观察病情，仔细审证求因；待人接物要正派，医疗道德高尚，品行作风端正；辨证要全面，论治要灵活。作为一个医生，不仅需要精湛的医术，更需要有高尚的医德。

1980 年出版的《北京市老中医经验选编》一书收录了他的 3 篇临床论著：《推拿治疗腰椎间盘突出症》《屈曲型桡骨下端骨折的治疗》《桡骨下端骨折合并尺桡骨关节脱位的治疗》。

2. 鹿焕文 字炳士，河北省定兴县人。早年到北平学习中医和国画。1945 年拜刘道信为师，专攻正骨，并一直跟随刘氏 20 余年，深得真传，对刘道信正骨流派的经验体会颇深。1952 年，在刘氏口授的基础上，整理出了《刘氏溯源正骨笔记》一书，之后，又陆续整理典型病案数百份，对弘扬刘氏学术思想及治疗精华作出了重要的贡献。1958年，随刘氏一起调入中医研究院广安门医院工作，在患者中享有很高的威望，还培养了许多青年医师。

3. 田纪均 1962年拜刘氏为师，系刘道信正骨流派的入室封门弟子，接受传统的口传心授方法的教育，打下了以山东邹平刘氏少林伤科流派为主的手法基础。随后，在临床实践中不断吸取现代医学知识，并广泛学习成业田等正骨名家的特长和经验，不懈地走"宗师授，采众长，精中而通西"的治学道路。经过近30年的学习、实践和思考，逐渐形成了强调病机、辨证和触诊的学术思想，以及手法简练、针对性强的独特风格。田纪均在接骨治筋方面有较丰富的经验，对错骨缝有深入研究，所编著的《错骨缝的诊断和治疗》一书曾获1987年北方10省市优秀科技图书二等奖。此外，尚著有《刘氏传统正骨经验概述》一书和《错骨缝的生物力学研讨》《试论治筋手法处方》《运动性平足》《Colles骨折病的预防体会》等多篇学术论文。

刘氏门生还有陈达全、赵焕臣、黄乐山等。此外，不少西医骨科大夫也曾从师刘氏，如中国中医研究院骨伤科研究所陈正光；广安门医院段胜如、张涛、周世芳、王琦军、孙杰；铁道兵团的赵和、陈希贤等。

三、学术思想

刘道信正骨善疗折伤，尤长于上肢骨折的整复，对错骨缝的治疗有独到的方法，对运动损伤、舞台损伤的治疗也有特色。传统的治疗手法是捏、提、按、拨、点、颤、鼓、拿、压、挤、牵、揉、推、端、续、整，可单一或合并灵活施用。强调运用手法必须"手摸心会，有的放矢，灵活轻巧，对症而施"，再配合内服、外敷、外洗、外撒等药物，方可取得事半功倍之效。

1. 重视骨错缝

不论骨折、伤筋，都要检查骨缝，如有错动必先复位而后治之。"……骨节间微有错落不合缝者，是伤虽平，而气血之流未畅……唯宜推拿。"骨错缝不合，则患者不可俯仰，妨碍活动。刘道信以望、闻、问、切明了病因病机为前提，手摸心会错骨缝的部位和方向为首要，以手法复位为主、局部外固定为辅，酌情选用活血化瘀、补益肝肾之剂，此为辨证论治骨错缝之大法。

2. 筋伤的治则

刘道信认为伤筋泛指一切软组织损伤、劳损，也包括关节、肌肉的痹证和骨折、脱位的后遗症等。认为辨证要领是手摸心会筋的断、裂、歪、走、结、索、硬、僵、强、弛等 10 种形态、位置、硬度、弹性，以及力量各方面的改变，强调必须检查到这些病变后，方可采用基本治疗手法和对症治疗手法。反对在没有手法指征的情况下，盲目、成套地滥用手法。基本手法指适用于所有筋伤的手法，如揉、按、分、理等法；对症手法指只适用于某些筋伤的手法，如弹、拨、抻、鼓等。手法治疗筋伤的一般顺序为放松筋肉、行气活血——解除病源、回位归槽——循经按揉、疏通经络——牵抖转动、展筋活结。

3. 手法原则与操作

传统的治疗手法分成捏、提、按、拨、点、颤、鼓、拿、压、挤、牵、揉、推、端、续、整十六种，单独或合并随症灵活变通运用。强调使用手法必须做到"手摸心会，有的放矢，灵活轻巧，对症而施"。

在此思想指导下，刘道信及其传人田纪钧倡导"手法处方"的应用，将繁琐的诸多手法简约地划分成局部调整、周围调节、活动肢体三类，提纲挈领地概括所有类别的手法。

对接骨注重功能及外形，不苛求断端解剖对位，强调排除折处上下关节错骨缝及复位后纵向推碰和骨折肢体的适度活动。

对肩关节脱臼，"以牵拉端送略带旋势，转动使活合槽归位"为要领，强调正复是一个连续过程，必须一气呵成，切忌截然分开。对复位困难的类型，采用转换过渡的方法，变难为易。

对错骨缝，认为"骨折环必错，筋伤多错缝"，强调不论骨折或伤筋，都要先检查错缝是否平正，如有错动移位必先正复。在脱位正复以后，也要注意是否已有错骨缝。实践证明，重视骨缝的改变并及时予以矫正，对加快功能恢复、减少骨折病和骨折后遗症的发生，都有着重要意义。

四、临证特色手法

1. 正骨与上臼

接骨的一般步骤是术前松筋，排除上下关节错骨缝，顺位牵拉，逆伤提按，慢放轻推，活动关节。复位标准注重功能及外形，不苛求断端对位。并列之骨同时骨折时，首先要求确保对功能活动影响较大的骨折整复对位，如尺桡骨上段双骨折，以尺骨为主；掌骨骨折，以拇、食指为主；跖骨骨折，以第1、5跖骨为主等。对开放骨折，则先治破伤，用药物止血，后纳骨对位，定期换药。

在施行整复手法治疗骨折之前，先由轻到重，由上循下，捏拿按摩肌肉，既可松痉解挛，又可通经减痛，还有利于检查骨折移位的情况。在骨折合并脱位时，先整复脱位，后整复骨折，否则杵脱于外，无骨复原位之谈。整复时的牵拉力不可太大，稍拉离即可。整复手法要因症而施，高者按之，陷者提之，歪者正之，离者合之。还需带远端旋动之势，使拧者复转，断端吻合。骨折复位后，尚需固定一段时间，但不宜过长，应及时解除外固定，尽早进行功能锻炼。老年患者要注意预防"凝肩"，儿童患者要注意预防肘关节痉挛等并发症。

整复脱位的要领是"牵拉端送略带悬式，转动使活合槽归位"。使用手法为拉蹩旋送、回转旋动，对个别位置还采用转换过渡法。拉蹩旋送是一个连续过程，在整复过程中一气呵成，难以截然分开。回转旋动，是复位后被动进行关节各方面的活动，使之完全吻合。转换过渡则是当脱出的杵骨处于不易复回的位置时，先将其变换位置，转换成较易复位的位置后再予整复，即改变脱位类型，由难变易之意。

2. 颈项伤筋手法步骤

刘道信认为经常致伤的筋肉是胸锁乳突肌、斜方肌、头夹肌及肩胛提肌。筋结、筋索、筋胀、筋硬、筋强等改变多发生在风池、天柱、肩井、风门等穴位和颈后棘上韧带处及上述筋肉上。治疗手法分一般手法、筋强手法及筋长骨错缝手法三种。

（1）一般手法：适用于局部有筋结、筋索但不强硬，活动受限、不灵便但无明显障碍者，如扭伤、落枕、颈项痹病、颈椎骨折或脱位恢复期，以及在 X 光片上仅显示椎体轻度骨质增生、正常生理曲度变小的根型颈椎病等。手法治疗应用捏拿及由上向下推分颈项筋肉。揉筋结、理筋索、捏拿肩筋，整复筋歪、筋走归槽。患者闭口咬牙，术者手按其头顶，另手托起下颌，轻柔地各方向活动颈部，范围由小渐大。术者另手换由前臂托患者下颌，顺其颈部歪斜方向徐徐向上提起，并微微晃动。点揉风池、肩中俞、肩外俞、肩髃及缺盆、曲泽、郄门、三阳络、内关、外关、合谷。沿胸锁乳突肌及两旁由上至下推分。如合并背部疼痛不适者，应加弹两侧背筋各 3 次。嘱患者主动进行颈部各方向活动。

（2）**筋强手法**：适用于某块筋肉强硬、因疼痛和牵拉而活动受限者。如较重的扭挫伤、肌痉挛等，前斜角肌综合征也可试用。

术者捏拿及由上向下推分颈项筋肉。再沿该肌走行方向拨筋。然后术者一手按头顶，另一手从项后扣向患侧，四指按住患筋，在按头向患侧时，压患筋向健侧。接着患者正坐，术者立其患侧，以一手前臂压紧肩峰内侧，拇食指分护颌下耳后，另手按患者头顶歪向健侧，先略晃动，遂置于最大侧屈位，保持片刻，待患者放松，迅速再加压一下，立即松开，常可闻挛紧之筋松解声响。若胸锁乳突肌筋强，向侧后方斜压；若头夹肌筋强，只单纯向侧方斜压；若斜方肌筋强则向侧前方压之。

最后点揉风池、肩中俞、肩外俞、肩髃及缺盆、曲泽、郄门、三阳络、内关、外关、合谷。沿胸锁乳突肌及两旁由上至下推分。如合并背部疼痛不适者，应加弹两侧背筋各 3 次。

（3）**筋长骨错缝手法**：适用于疼痛在颈椎，活动有障碍者，如后关节滑膜嵌顿、错骨缝等。

术者首先捏拿及由上向下分推颈项肌肉。患者背部垫枕仰卧于床，术者着袜坐于患者头前，双脚分踏患者项部，一手托患者颈后枕骨部，另手勾患者下颌，沿歪斜方向徐徐向上牵拉，维持数分钟后，术者置患颈后之手拇指换至骨节歪拧处，遂于牵中旋转，并于局部推之，可闻松解复位声响。

最后点揉风池、肩中俞、肩外俞、肩髃及缺盆、曲泽、郄门、三阳络、内关、外关、合谷。沿胸锁乳突肌及两旁由上至下推分。如合并背部疼痛不适者，应加弹两侧背筋各 3 次。

2. 腰痛的手法治疗

（1）基本手法：患者屈双臂，俯卧，前额枕在双臂上，尽量舒展。捏提双侧肩筋 5～10 次。要求手法柔中有刚，力量深在。沿胸腰椎两侧各旁开五分处向内下方点按，间隔 2 寸，由背至腰止于骶部，重复 3 遍。沿胸腰椎两侧各旁开一寸处向外下方点按，间隔 2 寸，由背至腰止于骶部，重复 3 遍。

按揉筋结，理顺筋索，拨正筋，歪筋走。由腰椎正中向两侧分压 5～10 次。以掌根由胸椎正中推向腰骶部 3 次，由胸椎旁肩胛内缘经腰骶部，转向臀、股、小腿至足，两侧各 3 次。

顺次做扳肩（即扳拉肩部向内，推抵对侧腰肌向外之法）、扳腿（即扳抬下肢向内，推抵对侧腰肌向外之法）、侧扳（即患者面向术者侧卧，下腿伸直上腿屈曲，术者做压患肩向前、顶患者骨盆向后之绞动姿势）、拉腰（即患者背向术者侧卧，术者一手顶腰肌向前，另一手握患足踝拉下肢向后，作用力集中在腰部），两侧各 1 次，最后拉腿（即患者俯卧把紧床缘，术者与助手握患足踝拉腿向下），每次持续 1 分钟，共做 3 次。

患者仰卧，先分别做两侧的单腿屈膝、髋，贴腹旋转动作各 1 次，再如法做双腿动作 1 次。以全掌连续抖动背、腰、臀、腿筋肉 1 分钟。

（2）对症治疗手法：即根据腰痛的特点，追溯其所病经络的针对性手法。

①腰间窜痛，其病在带脉。

鼓咳压分：于患者有节奏的咳嗽中，顺势压分腰部。

叩击：握虚拳，频频击打腰骶部。

旋腰：患者双手高举，握一横杠，足尖将将触地，术者立其后侧，双手握患腰，在嘱患者深呼吸的同时左右回旋腰胯。

②腰痛如肉里有小锤敲击，局部肿，其病在同阴之脉，即少阳之别络也。术者以胸椎旁与肩胛内缘处开始，向下推至骶尾部，转经臀部过大转子沿下肢外侧至外踝止，共3遍，推时下压之力逐渐增加。然后揉按绝骨穴。

③腰痛如针刺，活动不便，其病在少阳经脉。术者用推法，或揉腓骨小头处，得酸麻感为佳。

④腰中如有绳索牵扯，疼痛牵连肩部，其病在解脉，即足太阳之分支也。术者从胸椎旁直下，推至腰骶部，转环跳穴沿下肢后侧正中推至足跟3～5遍。再提捏跟腱5～10次。最后点环跳、承扶、委中、承山穴。揉按委中穴处的筋结。

⑤腰痛牵连胯部，其病在足太阳经。术者可用推法，及揉按环跳、委中穴。

⑥腰痛僵强，不能前屈，其病在厥阴之脉。术者可拨背筋，弹腰筋。然后捏拿腓肠肌，揉按其筋胀、筋硬处。点穴环跳、承扶、委中、承山。

⑦腰痛如折，不能支持，其病在衡络之脉，即带脉也。多在腰肌或棘上韧带处有筋歪处，先拨正之。术者先持续抖动腰部数分钟。再按揉委阳、殷门穴。

⑧合并股神经痛，其病在足厥阴经。术者先按揉骶部的八髎穴。再按压腹股沟动脉处，持续1分钟，迅速松开，重复2～3次。最后沿大腿内侧推下，过膝内侧至内踝止。

⑨合并坐骨神经痛，其病在足太阳经。术者从胸椎旁直下，推至腰骶部，转环跳穴沿下肢后侧正中推至足跟 3～5 遍。腓神经分支痛者，从腘部转向腓骨小头，沿小腿外侧至足外侧止。再按揉承扶穴。然后屈膝抖动小腿肌肉。

⑩腰椎间盘突出，其病在督脉（痛引尾闾者）或足少阳（沿腓神经路线痛者）或足太阳（沿胫神经路线痛者）。先持续拉腿 3～5 分钟。再在拉腿维持牵引的同时，术者双掌叠压痛处，做连续快速的下压－松开动作。在拉腿维持牵引的同时，逐渐使腰背伸，术者顺势下压痛处。最后虚握拳叩击腰部。

分别沿上述经脉路线压推并点按该经要穴。

⑪增生性脊柱炎。捏肩筋、拨背筋、弹腰筋。患者坐凳上，助手固定其下肢及骨盆，术者扶其双肩做左右旋腰，角度及力量均宜由小到大。再卧位，被动进行髋关节的屈、伸、展、收、旋动。

⑫姿势性脊柱侧弯。捏肩筋、拨背筋、弹腰筋。患者坐凳上，助手固定其下肢及骨盆，术者扶其双肩做左右旋腰，角度及力量均宜由小到大。

患者俯卧，一助手以长布巾拉其双腋向上，另一助手拉其双踝向下，于牵引中术者推侧凸处回正位方向。或侧卧位，凸侧朝向上，术者双拇指按在侧凸椎棘突的侧面，逐次顿挫推压。

手法需在中草药熏洗后立即进行，还应制定相应术式进行锻炼。

3. 凝肩症手法处方

（1）手法处方的概念：刘道信重视传统治疗手法单独或合并随症灵活变通运用，并且强调使用手法必须做到"手摸心会，有的放矢，灵活轻巧，对症而施"。在此思想指导下，刘氏传人倡导

"手法处方"的应用，将繁琐的诸多手法简约地划分成局部调整、周围调节、活动肢体三类，提纲挈领地概括所有类别的手法。

（2）凝肩实型和中期手法处方：见表1、表2。

表1　凝肩实型手法处方

	目的	具体手法	顺序	时间（分）	强度	方向
局部调整	泻	一指禅、按	2	2	中	逆经络
周围调节	泻	点、搓、滚	1	5	强	循淋巴
活动肢体	展筋	摇、抖、拔伸	3	3	重	/

表2　凝肩中期手法处方

	目的	具体手法	顺序	时间（分）	强度	方向
局部调整	止痛	按、捏	3	1	强	顺经络
周围调节	活血	点、推、擦	1	6	中	循淋巴
活动肢体	展筋、止痛	拔、伸	2	3	中	

参考文献

［1］丁继华.现代中医骨伤科流派菁华［M］.北京：中国医药科技出版社，1990.

第八章
董万鑫正骨手法流派

一、概述

董万鑫（1921—1982），河北省香河县人。13 岁时，师从北京西城宏庙正骨诊所的创始人陈启，得其真传。擅长治疗各种疑难骨折，创造出了一整套独特的正骨手法。曾任西城区中医医院骨科主任、副院长，北京市中医学会理事，北京市正骨按摩委员会副主任，北京中医学院学术委员会委员等。

二、传承路线

董万鑫师从北京宏庙正骨名医陈启。其弟子有隋书义（丰盛医院），其子董磊、董仪，再传弟子陈福林等。

陈福林，北京地区著名骨伤科专家，是丰盛骨伤的主要传承人，早年曾受学于宫廷正骨传人吴定寰主任、丰盛骨伤传人隋书义、广安门医院李祖谟教授等人。从事骨伤科工作 30 余年，临床经验丰富，擅长应用手法治疗四肢闭合性骨折。在多年临床中形成骨折治疗"筋骨同治，尤重治筋"的学术思想，认为"治筋"是"筋骨并重，动静结合"骨折治疗原则的集中体现，提出了在骨折三期治疗中不同的"治筋"方案：骨折复位重"调筋、用筋"；骨折固定和功能锻炼重"理筋、疏筋"；骨折后期恢复重"治筋、养筋"。"骨折重治筋"的学术思想对临床具有重要的指导意义。

三、学术思想

董万鑫正骨手法的辨证原则是以望闻问切为基础，望摸量比为主要依据。董万鑫认为手法是中医特有的，以医生双手整复骨折、使脱臼复位、治疗软组织损伤的方法。在伤科中，手法能使移位的软组织复位，可以加速新陈代谢和瘀血的吸收，使受伤局部肿胀消除；还可以消散郁结，解除粘连，畅通气血，促使受损关节部位的功能活动恢复正常。因此，在伤科疾病的治疗中，手法为其首务。

董万鑫的手法运用的要点是①认症准确，明确诊断，②骨折复位手法要"快"，③脱位复位要"轻""巧"，④软组织损伤手法要"轻""重"。

董万鑫认为，对于骨折的复位手法，要体现一个"快"字。因为骨折患者的最大痛苦是疼痛，用手法复位时患者的疼痛就要加剧。中医正骨不需要使用麻醉药品，只有运用恰当的复位手法，才能最好地减轻疼痛。手法要快，意味着稳和准。"一旦临证，机触于外，巧生于内，手随心转，法从手出。法之所施，使患者不知其苦。"以常见的骨伤科疾病——桡骨远端骨折并伴有向背侧或其他方向的错位骨折为例，董万鑫自手法复位开始到固定完毕直至将患肢吊在患者胸前，至多不超过三分钟，这样确实能给患者减轻不少痛苦，自然也就无须使用麻醉药品了。

董万鑫认为关节脱位的复位手法要做到轻、巧。关节脱位多伴有关节囊及韧带肌肉的损伤，手法过重不仅会加重软组织损伤，使局部出血量增加，肿胀更甚，还可能导致新的软组织创伤出现，甚至形成关节部位的撕脱性骨折，这在临床并不少见。他在继承前人经验的基础上大胆创新，如肘关节后脱位的抱肘复位法，既操作简便，患者又无痛苦；治疗第一掌骨基底骨折，他改革了常规的外展固定法，基本上可以避免压疮的出现。对骨折采用内外双层直板固定，也较旧式固定法更加牢固稳定。在治疗锁骨骨折方面，创造了架肩上提法、架肩下牵法、旋转变位法、折顶法和按压法等复位方法，固定骨折采用大棉卷双字固定法，使锁骨骨折能在对位、对线中愈合。

董万鑫在治疗骨折、脱位方面经验独到。对于骨折复位，他强调手法要快；对于脱位复位，他强调手法要轻、巧。这些指导思想不仅指导着他本人的临床实践，而且已成为今日的治伤原则。董万鑫不仅对传统手法能熟练运用，而且善于创新，在许多骨折治疗上都有新的突破，如第一掌骨骨折固定、锁骨骨折固定等。

四、临证特色手法

1. 颈部扭伤的按摩方法

（1）点按穴位：风池、肩井、膏肓、曲池、内关、外关、合谷。

（2）手法理筋：从双侧风池穴开始分别向两肩及向下沿肩胛骨内缘至下角处进行按摩。

（3）提拿按摩：先按摩肩部及项背部肌肉，然后以手指提拿肩胛内上侧之肌肉，提拿后还应再行按摩。

（4）局部按摩：医生以拇指按摩疼痛局部及肌肉痉挛部位。

（5）提拉牵引：医生以两手掌合抱患者头部，向上提拉牵引，且边提拉边摇晃，舒通经络，活动关节。

（6）侧屈旋转：医生仍双手扶患者头部，使其颈部向前、向后及向两侧弯曲并向两侧旋转，但不可强求和用力过大。

2. 颈椎病按摩法

对颈椎病患者，除使用治疗颈部扭伤的全部手法外，还应加入以下手法。

（1）空捶法：医生手握空拳，叩击患者的项背部及肩部。此法适用于早期颈椎病患者。

（2）实捶法：医生手握实拳，仍在空捶法叩击部位进行叩击。此法适用于病程较长的颈椎病患者。

（3）重揉法：重揉棘突的两侧，自风池穴至肩胛骨下角处。

3. 肩周炎的按摩方法

（1）局部按摩：医生用手指及掌在患者肩部按摩，并点按肩部穴位肩井、肩髃、肩贞、天宗。按摩时对压痛明显的部位手法要轻。按摩局部可改善血液循环，促使气血通畅，减轻疼痛。

（2）展肩按摩：医生一手握患肢肘部，并将肩关节逐渐外展，另一手按摩肩部，边按摩边加大肩外展的角度，动作不宜过猛。

（3）牵引抖动：医生一手按于肩部，另一手握患肢手部，轻度外展患肩后牵引患肢，并上下抖动，然后前后摆动。

（4）屈伸摇肩：医生一手按患者肩部，另一手握患肢肘部，令患者屈肘，摇摆及转摇肩关节并随时更换方向和角度，然后令患者伸直肘关节，医生一手按肩，一手握患肢腕部，转摇患肢数次。

（5）前屈后伸：医生协助患者将患肩前屈后伸，应在患者能接受的情况下使伸屈角度尽量大些。

（6）纺车运动：医生站在患者对面，用和患侧手相对应的手握住患手，握住后拉直患肢，使肘关节伸直，肩关节前屈，然后再将患手提起并向后推，使肩关节后伸，肘及腕关节屈曲，再向下拉直患肢。医生握患手做形似纺车的划圈动作，使患肢的肩、肘、腕关节均能做伸屈运动。

（7）主动练习：嘱患者应加强肩关节的活动。

4. 肘部伤筋的按摩方法

（1）理筋法：患者坐位，医生一手握患肢腕部，用另一手掌在患肘及上下臂轻轻摩擦，并同时应用拿法。

（2）按摩法：医生一手握前臂，使患肘轻度屈曲，用另一手的拇指在肱桡关节处按摩。

（3）旋转法：在拇指按摩肱桡关节的同时，将患肢前臂做旋前和旋后运动。

（4）伸屈法：在拇指按摩肱桡关节的同时，将患肢肘关节做伸屈运动。

（5）摇肘法：医生一手托患肘，拇指按在肱桡关节处，另一手握患肢腕部，将前臂旋前和旋后并同时屈伸肘关节。

（6）过伸法：医生一手托患肘背侧，另一手握前臂远端，将患肢过度伸肘，但不宜过猛。

（7）侧扳法：医生用一手掌托住患肘背侧，并将四指置于患肘尺侧，另一手握前臂远端，并使前臂旋后，同时将患肘伸直，然后将前臂扳向尺侧。此时，肱桡关节处可发出清脆响音。

（8）穴位按摩：按摩曲池、尺泽、手三里、合谷等穴。

（9）主动练习：嘱患者经常进行伸屈肘关节及旋转前臂的练习。

5. 腕部伤筋的按摩方法

（1）*局部按摩*：医生用拇指轻轻按揉腕部，不应只按摩病变部位，范围要扩大至整个腕部，以舒筋活血。

（2）*点按穴位*：医生以拇指点按曲池、手三里、内关、外关、合谷等穴。

（3）*上下理筋*：医生用手指从患肢肘部直至手掌部上下按揉，舒理筋腱。

（4）*摇腕法*：医生用一手环握患肢尺桡骨茎突处，令患者握拳，用另一手握住患拳摇动，使腕关节形成背伸、尺偏、掌屈、桡偏的连续摇动。

（5）*牵拉手指*：医生一手握患侧前臂下段，另一手牵拉患侧手指，按 1～5 手指顺序进行。

（6）*牵腕摆动*：患肢前臂置于旋前位，医生双手分别握住患侧手掌的尺侧及桡侧，双拇指均在患腕背侧，在牵引的同时使腕关节形成背伸、尺偏、掌屈、桡偏的连续动作。

（7）*桡骨茎突腱鞘炎加扳法*：患肢前臂中立位，医生用一手托扶腕及前臂的尺侧，另一手握患肢拇指，在牵引中向尺侧突然扳动，有时可出现清脆音响。

（8）*腕尺侧劳损者加旋转法*：医生一手握患肢前臂中部，另一手握前臂远端及腕部，使其过度旋后，并按揉腕部的掌尺侧。

（9）*腱鞘囊肿者加推压法*：医生在肿块局部反复按揉以后，用拇指按在肿块边缘，在加大压力的同时向前推挤，直至肿块消散。

（10）*固定方法*：对于腕部的一般扭挫伤和腱鞘炎可外用消炎止痛药物，如正骨散等，并不需要固定。对于腕部劳损者，尤其是长久不愈的患者，可用掌背侧纸板固定 2 ～ 5 周，固定范围自前臂中下段至手掌部。对于腱鞘囊肿患者，应在原肿块部位先压一棉垫，然后固定 1 ～ 3 周。腱鞘囊肿如有复发，可仍按此法治疗。

6. 踝关节韧带损伤的按摩方法

（1）点按穴位：术者点按足三里、三阴交、解溪、昆仑、太溪、商丘等穴。

（2）舒理筋腱：术者用双手自伤肢小腿中部开始揉捏按摩至前足部。

（3）局部按摩：术者用手按摩损伤局部以消散瘀血，舒筋止痛。

（4）跖屈背伸：术者一手托伤肢踝部，另一手握足前部，使其被动跖屈及背伸。

（5）握踝旋转：术者一手托握踝部，另一手握足前部行左右旋转。

（6）合抱推挤：术者双手合抱于内外踝处，归挤按压并同时从下向上推挤，即从足向小腿推挤，切忌由上向下推挤。

（7）固定方法：首先在损伤局部外敷正骨散，然后对外踝损伤者，将踝关节固定于外翻位；对内踝损伤者，将踝关节固定于内翻位；双踝损伤者，踝关节应固定于中立位。3 ～ 5 天按摩、换药一次，直至痊愈。

7. 肋软骨炎的治疗方法

局部按摩，但手法不宜过重，并用拇指沿肋骨的前后方向进行按摩理顺，然后以手掌按在局部，嘱患者深呼吸。当吸气至极限时，医生将手骤然放松；呼气至极限时医生将手骤然加压，反复3次。最后于局部外敷消肿药。对于肿胀明显或肋软骨变粗大者，可于局部加棉垫，用绷带做环胸固定，可同时配合口服活血化瘀、散结理气之药物，临床疗效显著。

8. 腰部扭伤的按摩方法

（1）急性腰扭伤

①点按穴位：患者俯卧位，术者点按肾俞、命门、阳关、八髎、环跳、殷门、委中、承山、昆仑等穴，用手指轻轻点、压、按、揉。

②牵引腰部：患者俯卧位，一助手双手牵拉患者双侧腋下，术者双手握患者踝部进行对抗牵引。

③局部按摩：患者俯卧位，术者用双手掌轻轻按摩损伤局部。

④腰部理筋：患者体位同上，术者用食指与中指分别置于第10胸椎棘突两侧，由上至下推挤按压，直至骶部八髎穴止。

⑤下肢屈伸：患者仰卧位，术者一手握患者一侧下肢踝部，另一手扶膝部，使其屈髋屈膝，然后迅速将该下肢拔伸拉直，反复3次后，更换对侧下肢，重复上述手法。

（2）慢性腰损伤：对慢性腰损伤者也可用以上手法，但力量应适当加大，并加用以下手法：

①拉腿压腰：患者俯卧，术者一手握患者一侧踝部，向上提拉，使其屈膝伸髋，另一手按压腰骶部。

②扳肩旋转：患者侧卧，将上侧下肢屈髋屈膝，术者一手按肩，一手按臀部，使其前后摆动，达到腰部旋转，力量由轻及重，摆动幅度由小到大。然后更换另一侧重复上述手法。

③仰卧屈髋：患者仰卧，术者使其双侧下肢屈髋屈膝，双手按压膝部并左右摆动。

9. 腰椎间盘突出症的按摩方法

治疗腰椎间盘突出症时，首先应用腰扭伤的按摩方法，然后增加以下手法。

（1）牵引抖腰：患者俯卧位，一助手牵患者腋下，术者双手握踝部，向上提并向后牵拉，连续动作，使腰处于不断被牵抖的状态。牵抖力量大小可视病情而定。

（2）压腰后伸：患者保持俯卧位，一助手向上提拉牵引双踝，术者以手掌按压腰部，使腰后伸。

（3）俯卧扳肩：患者俯卧，一助手按压患者臀部，术者双手向上扳动一侧肩部，使腰部旋转。

（4）仰卧屈腰：患者仰卧，术者用手托患者双踝，一直向上托起，使腰部前屈。

（5）空拳叩击：患者俯卧位，术者以半握空拳叩击背及腰骶部，并沿下肢后外侧直叩至小腿。

（6）直立背腰：患者站立，术者与患者背对背站立，双肘勾住患者双肘，双手抓紧患者腰带，防止患者摔倒，然后将患者背起，并加以摇摆。

腰椎间盘突出症的手法按摩可每隔 3 ～ 5 天进行 1 次，患者应睡硬板床休息和配合药物治疗。

10. 髋部扭伤的按摩方法

（1）局部按摩：患者仰卧位，术者按摩疼痛局部、腹股沟部和大腿内侧肌肉，使之放松，缓解疼痛。

（2）屈伸下肢：术者一手握伤肢踝部，一手握膝部，使伤肢屈髋屈膝后再拉直，反复数次。

（3）伸屈旋转：术者一手握踝，一手握膝部，如患者是儿童，则需一助手固定健侧下肢于伸直位，术者使伤肢轻度外展外旋并屈髋屈膝，在保持屈髋屈膝的情况下内收内旋，最后拉直患肢。

（4）按摩伤肢：从伤肢髋部一直按摩至小腿部。治疗后患者应减少活动，隔 2 ～ 3 日可再按摩一次。

参考文献

［1］谢阳谷 . 百年北京中医［M］. 北京：化学工业出版社，2007.

［2］隋书义，董磊，董洛 . 董万鑫骨科秘验［M］. 北京：北京出版社，1990.

第九章
曹锡珍经穴按摩流派

曹锡珍经穴按摩流派以"法"为纲，经穴按摩为主导，在燕京大地颇负盛名。其经穴按摩手法与伤科手法有一定差异，但由于在骨伤科的筋伤治疗领域独具特色。因此仍将其归入到燕京骨伤手法流派中。

一、概述

曹锡珍（1898—1978），字聘忱，北京市人，祖籍河北昌黎县。1916年师于前清御医孙仲选先生，学习中医基本理论及按摩推拿手法；1925～1927年又跟随津门名医吴卫尔先生学习西医学；后开始悬壶于京津两地。由于当时曹锡珍医术精湛，医德高尚，不久便小有名气。

1934年应施今墨先生之请任北平华北国医学院董事及按摩教授职务，此时曹锡珍已誉满京城，每日就诊者摩肩接踵。1937年，七君子之一的李公朴先生患了严重的失眠症，情绪紧张，神志恍惚，一连几夜无法入睡，痛苦万分，虽请了多位名医诊治，但都疗效不佳。后由秘书专程前往北平邀请包括施老在内的几位京城名医会诊，施今墨大夫当即推荐曹锡珍同往上海。曹锡珍对李公朴先生细致询诊后，便先领其行练一套八段锦保健功，又在其背后施以"五道线"的经穴按摩手法治疗，最后施用按摩催眠术。治疗结束当下李公朴先生便沉沉睡了 3 个多小时。如此每天治疗一次，一周后李先生便神清气正，诸症皆除。

20 世纪 50 年代初期，国家名誉主席宋庆龄先生患鹤膝风，经施今墨先生推荐曹锡珍为其诊治。曹锡珍采用经穴按摩手法为宋庆龄治疗，其病情日渐好转直至痊愈。在以后的岁月里，宋庆龄先生每年都多次邀请曹锡珍为其按摩治疗。

1954 年前后，曹锡珍参与北京医院按摩科及北京平安医院按摩科的筹建工作，1958 年起在北京宣武医院按摩科工作。受国家体委委托，曹锡珍讲授运动伤科按摩推拿疗法，为全国各省市体委培养了一大批按摩医生，为保障运动员的身体健康、促进体育事业的发展作出了贡献。曹锡珍在教学同时也研究并总结了一套运动按摩疗法，专门创立了运动员常见伤科疾患治疗方法，也为曹氏经穴按摩手法和学术思想的形成奠定了深厚的理论和实践基础。曹锡珍在繁忙的医疗工作中积极参加科研工作，运用中西医结合方法，在全国率先应用脑电图观察经穴按摩疗法对大脑皮层生物电的影响，并取得了突破性进展。

曹锡珍不仅倾心于临床，且勤于著述，年届八旬时仍笔耕不辍。他先后主编出版《外伤中医按摩疗法》《中医按摩疗法》《防治按摩》等著作，实为后世之财富，在中医界颇具影响。其中《外伤中医按摩疗法》一书在内地及海外均有发行，受到了国际医疗界的广泛好评。曹锡珍为了提高临床治疗效果和教学质量，为满足带徒传经的需要，在继承前人经验的基础上精心研究、归纳了自己六十多年的临床经验，总结出了一套有关内、外科疾病的按摩基础手法，命名为"经穴按摩基础手法"。

二、传承路线

主要传人有李连生。

李连生，从医近40年，师承全国著名老中医曹锡珍先生，学习中医经穴手法治疗伤科疾病，为曹氏医道传人。擅长运用经穴推拿治疗腰腿痛、颈椎病及腰椎间盘突出症。20世纪80年代就读于北京中医学院。参与编写《导引按摩术》，在专业医学杂志发表学术论文10余篇。

三、学术思想

曹氏经穴按摩以脏腑经络学说为理论指导，在总结前人治筋八法、整形八法和运动八法等经验基础上，融贯了脏腑、经络、卫气营血、八纲等辨证方法，结合临床内、外科某种疾病所出现的一些有规律的证候群，按望、闻、问、切、点压经穴（摸）五诊手段，经过对症状的归类和分析，明确辨证，并切中中病脏腑经络之虚实的诊断。其治疗常采用补、泻、和三大法则。按经络起始、终止、走行的顺逆规范循经、推拿点穴的治疗方法，操作中常以"推经络、点穴位"为法，并强调"治疗以治经为主，宁失穴而勿失经"的原则。因此在运用经穴按摩手法调治病症时多在调理中病之经络，施以顺经推按为补、逆经推按为泻、轻柔推按为平补平泻的和法；对阴经之病多补少泻、阳经之病多泻少补；对虚证多以补法、实证多以泻法。在点穴轻重手法的操作上亦以轻力为补，重力为泻，即结合病证虚实决定柔刚之术，认为一般施以柔术是针对虚证（阴型），施以刚术是针对实证（阳型）。在治疗中选定背部的督脉和足太阳膀胱经作为经穴按摩治疗的主要经脉。由于此手法操作简便，疗效确切，迅速在临床、教学中得到了推广和应用，在按摩推拿学界逐渐形成了曹氏经穴按摩流派。

曹氏经穴按摩流派手法最重要的特色有两点值得伤科借鉴，一是寓脏腑辨证于按摩手法之中，即"气在腹者，止之背俞"之意；二是寄交经远近于伤科范围之内。

伤科经穴按摩基础手法，是运用各种点穴手法刺激通过经络传导而使肌筋疏松，经络畅通，以达到治疗伤科病症的目的。他采用的远端取穴法常在针灸治疗中使用，这是将经穴针灸辨证思维运用到伤科手法当中。

四、临床常用按摩手法

（一）特色手法—背部五道线手法（内科按摩基础手法）

曹锡珍创造的背部五道线手法在治疗中医内科常见病证方面疗效显著。

背部五道线，以经络中的督脉和膀胱经为主。按摩点穴治病既不用药物，也不用其他医疗器械，仅凭医者的双手依据病情在患者体表腧穴上，运用各种手法点穴刺激，达到治病的目的。

曹氏流派认为人是一个有机的整体，五脏六腑、四肢百骸、五官九窍、皮肉筋骨是互相联系的。这种联系是通过经络来实现的。所以说经络是沟通人体内外上下、联络脏腑组织和运行气血的循环体系。而腧穴是位于经络上气血通行出入的点站。五道线上的腧穴可通过经络传导直通内脏，如肺俞穴通于肺脏，心俞穴通于心脏，肝俞穴通于肝脏等。《黄帝内经》："气在腹者，止之背俞。"就是说腹部脏腑的功能活动和背部腧穴有关。在背部施行按摩及在有关的腧穴上给予轻重不同的点穴刺激手法，既能达到调节脏腑机能作用，又能调整经络气血的功能活动，舒筋活络，以保证人体内外环境与脏腑之间的相对统一，从而增强人体抗病能力的同时，也有利于体内脏腑机能的恢复，推陈致新，达到治病的目的。

五道线即以督脉脊柱正中为第一道线，脊柱左右各旁开 1.5 寸为第二、第三道线，再向外旁开 1.5 寸为第四、第五道线。在这五道线上各施五种按摩手法，对每一种手法都反复操作 3 遍，这就是背部五道线手法。施术后再根据中医辨证处理，如脾胃不和引起的纳差，胃脘满闷，大便秘结，加上中下脘、足三里和脾胃俞穴，并在腹部施行推荡法；若失眠不寐加神门、内关及一些心经穴。总之，根据经络学说辨证施术，加减点穴治疗。

本手法适用于人体各脏腑经络之虚实寒热疼痛者，若头痛、神经衰弱、脑外伤后综合征、感冒、咳嗽、哮喘、胃下垂、胃肠功能紊乱、腹胀、泄泻、便秘、小儿疳积、遗尿、月经不调及痛经等急慢性病症，皆先做此手法以调理脏腑阴阳之相对平衡，后辨证择主穴及其他按摩手法。

（二）伤科经穴按摩基础手法

其手法是根据"病在上者治其下；病在下者治其上；病在左者治其右；病在右者治其左；病在腹者治其背"的理论而定。曹锡珍认为临床中头项肩背胸腹腰腿的伤痛都在踝关节以上，故按病在上者治其下的道理，先从踝部的金门、申脉、跗阳三个阳经穴向上点按，为泻阳。根据经络的走行，顺经为补，逆经为泻。因足三阳经是从头部走向足部，向上点按推穴故为泻阳，以上三穴为逆经，所以为泻阳经。继取昆仑、公孙、复溜三个阴经穴向上点按，为补阴。因足三阴经是从足部走向胸腹部，顺经为补。最后点按承山、承筋，此二穴专治肌筋伤痛。

金门穴，是经筋之门也，它有开筋结、止痉挛的功效，故宜先点按此穴。申脉穴，是伸展脉络之穴也，故治拘挛不伸，积劳不舒。申脉与金门合用可使筋聚开结、经络疏通。跗阳穴是镇静止痛穴，它对腰腿痛、疡痹、四肢麻痹及颈椎病疗效甚好；昆仑穴可调整肢体，对颈椎病及颈椎软组织损伤后致局部活动受限疗效甚好。复溜穴是保健穴；公孙穴能调治气病，承山穴可止内伤痛。

曹氏传人认为伤科经穴按摩基础手法可治疗软组织的跌、打、扭、闪、错、挫伤及全身四肢关节肌筋、骨病（除外骨折）。临床中对腰肌扭伤患者施用不同的治疗手法所取得的效果是不一样的，先采用经穴按摩法收效就好，而直接采用手法整形治疗的疗效就差。所以认为，经穴按摩基础手法在临床中对患者的治疗收效快，患者痛苦少。因为先施点穴按摩可使肌肉松解，经络疏通，从而达到止痛解痉的作用。

伤科经穴按摩基础手法对腰椎间盘突出症、功能性腰痛、颈椎病、增生性脊柱炎、肩周炎、坐骨神经痛及四肢关节软组织损伤等病都取得较为满意的疗效。

（三）古代按摩八法

本八法分阴阳两类，因阴型手法较轻，故曰柔术；阳型手法较重，故曰刚术。古代按摩八法有小手法四十八，治外伤常可取之，可依病情、部位之不同而灵活运用。既可配合运用，亦可单独应用，下以阴阳分述之。

阴型柔术即贯通、补气、揉捏、和络四法。其指力较轻且柔和，以短、轻、快为特点，起兴奋、激发、滋补之作用。其手法动向是向心的、由外而内。所谓"向心"，有两层意思，一为由四周向心脏推，一为由四周向患处推。临床常以治久病神衰、肌肉萎缩、神经麻痹、外伤后遗机能异常诸病，亦可为运动员做赛前准备活动而用，起效甚佳。

贯通法分拂、擦、抿、抹、押、摘等小手法六种，有通气活血之功效，适于外伤后血气癖滞不通者；补气法分振、颤、抖、提、拉、抚等小手法六种，集滋补气血、兴奋神经、恢复功能之作用，以治四肢关节外伤、气血虚少、体力衰弱之证；揉捏法分揉、捏、把、捧、扭、搓诸小手法六种，具疏通气血、止痛及促水谷精微吸收之功，适于肢体麻木不仁、瘫痪、贫血、风寒湿痹、气虚血瘀等证；和络法分抱、扯、拉、拽、颠、握诸小手法六种，具有活动脉络、排除障碍之作用，适于外伤后关节屈伸不利。

阳型刚术即推荡、疏散、舒畅、叩擦四法。其指力较重，强力持久，以长、缓、慢为特点。起抑制、镇静、疏散、通畅之作用，亦称泻法。其手法动向是离心地由内而外，用力要由轻而重，重后变轻。所谓"离心"有两层意思，一为由心脏向四周，一为由伤处推向四周。曹锡珍常用此治软组织损伤、劳损、肌筋肿痛，以及因机体机能亢进而致各种疾病，且对运动员有消除赛后疲劳、恢复体力之特殊功效。

推荡法有推、摇、挪、拔、托、持诸六种小手法，适于外伤肿痛、内外积聚、壅塞等证，具散聚软坚作用；疏散法有按、扼、拿、摸、抵、抑诸六种小手法，适于外伤后瘀血阻滞，经脉不通诸证，具开导闭塞、化滞散瘀、通经活血之作用；舒畅法有抚、摩、拭、运、摇、压六种小手法，适于外伤后肿痛拘挛及因紧张过度而致失眠症者，具舒展肌腱、解除痉挛、安抚神志之作用；叩擦法有叩、擦、击、捶、拍、打诸六种小手法，适于外伤后气郁血滞、挫闪腰背、麻木瘫痪诸证，具行气活血、消除肿胀麻木、兴奋神志之作用。

五、按摩治筋整骨常用整形手法

在用按摩治疗软组织损伤时，人体某个器官受伤，但骨骼筋膜未受伤，只是形体的一部分常态改变了，如发生了扭头歪脖、耸肩驼背、屈肘翻腕、探腰斜臀等，即可用整形八法治疗。在治疗骨伤后遗的关节强直、麻痹和疼痛等症时，即可采用运动八法配合治疗。受伤时容易同时发生脱臼现象，这时即可用治脱臼八法配合治疗；而在筋腱受伤时，则可采用治筋八法配合治疗。

（一）整形八法

整形八法包括升降滚摇，牵卡挤靠。

1. 升法

（1）治疗范围：人体某个部位，例如指、颈项等部位因受伤而致关节缩陷情况，致使形态异常时，可用本法协助治疗。此法可使下陷处被提拔而上升，从而恢复原状，多用于四肢。

（2）手法：随部位而不同，但实际上此法近似于提法。例如腿或臂因受挫伤而关节处缩陷时，医者即可用两手紧握伤肢反复向上提，由轻至重，不可粗暴，借使其还原。

2. 降法

（1）治疗范围：人体某个部位，如肩部，因受伤而有突出形状时，即可用此法使之降平，恢复原状。此法与升法正相反。

（2）手法：多用向下拉和压的手法，与升法相反。例如，在治耸肩外伤时，一般患者立于高处，医者二人，一人立于下面向下拉患者手臂，另一人与患者齐立，从上向下压肩部，用力要由轻而重，不可粗暴。

3. 滚法

（1）治疗范围：四肢各部，例如指、趾、腕、手掌和足跗等部位，因受伤而使肌肉肌腱错乱时，即可用此法协助治疗，借使肌腱柔和顺正。

（2）手法：两手夹伤处，前后搓动，使伤处在两手之间滚动摇转；也可用两手齐压在伤处，前后滚动。此外，还可依受伤部位而改变姿势。

4. 摇法

（1）治疗范围：人体各个部位因受伤而发生动作障碍和形态异常时，即可运用本法使之还原。

（2）手法：依部位而不同，试举几例。

①闪腰岔气：出现挺腰（不能俯身）或驼背俯身（不能伸直）时，有两种疗法。第一是背法，即医者与患者背靠背，将患者背起来，左右摇晃三下，再俯仰摇动三下，即可见好转。第二种疗法是坐晃法，即患者坐在凳子上，医者二人，一人在前按住患者两膝，另一人在后，一膝屈曲顶住患者腰部，并用两臂抱住患者上身，上下左右摇晃十几下，也可见效。此外，也可用下蹲法进行治疗。

②扭颈歪脖：患者正坐，医者立在一侧，一手托患者下颌，一手扶其颞颧部，左右缓缓摇摆，趁其不备，骤然用力一摆，即可见效。

5. 牵法

（1）治疗范围：肘、肩、指、膝、踝等关节因扭伤而发生畸形，例如发生僵直、屈硬等状态，即可用此法，使之弯曲或伸直。

（2）手法：一手或两手握住伤肢持久牵引不放，使之恢复正常。

6. 卡法

（1）治疗范围：治疗因受外伤而发生的肘屈、腿瘸、臀斜等畸形状态。

（2）手法：一手手腕或前臂垫在关节处，另手握住脚或手，然后屈关节挤压，多用于四肢。常用的手法有俯卡和仰卡。此法与屈法相似。

①膝关节俯卡：患者俯卧，医者一手垫在膝关节处，另手持患肢用力向上卡压。

②膝关节仰卡：患者仰卧，医者一手垫在膝关节处，另手持患肢用力向上卡压。

7. 挤法

（1）治疗范围：胸胁肋骨或关节受伤后，筋骨未伤，只外形改变，且用上述六种整形手法治疗未完全恢复时，可用此法。

（2）手法：有四种手法。第一种是单挤，用一手挤。第二种是双挤，两手合挤。第三种是大挤，肩膊肘臂用力挤。第四种是小挤，用手掌或手指挤。

8. 靠法

本法目的和手法与挤法相似，不同的是挤法只是医者单方面用力，而靠法患者也合作用力，如背靠背、肩靠肩等，可调整气血筋肌。

（二）运动八法

高、下、疾、徐、轻、重、开、合，是运动八法。

1. 高法

（1）治疗范围：对四肢不举的外伤施以被动动作或对抗性运动，借使关节逐渐灵活，逐渐升高。

（2）手法：可用各种手法使之升高，但必须用力徐缓轻微，反复进行，不得粗暴。

2. 下法

（1）治疗范围：对颈项强直不能低头或腰椎板硬不能俯伏的患者，施以被动动作，或教患者自己活动，借使复原。

（2）手法：可用各种手法使之下降，但用力要由轻至重，徐缓持久，反复进行。操作时，患者也要协助用力。

3. 疾法

（1）治疗范围：对四肢关节麻痹症状施以极其快速的摇动或患者自己活动，以恢复知觉。

（2）手法：医者可用各种手法使患肢迅速运转。

4. 徐法

（1）治疗范围：对四肢疼痛和有动作障碍的外伤，施徐缓的运动手法，使之复原。

（2）手法：与疾法相反。

5. 轻法

本法是用极其轻微的手法使严重虚弱的患者进行运动的手法。

6. 重法

本法与轻法相反。

7. 开法

（1）治疗范围：对弯曲痉挛、关节壅聚的外伤施以展开活动，使之复原。

（2）手法：可用各种手法使之展开。例如，肘弯曲不能伸直时，即可反复向外拉开，而患者自己则对抗地用力向内拉。

8. 合法

（1）治疗范围：治疗筋肌散离及关节脱错等症。

（2）手法：用牵、卡、挤、靠等整形手法，使之拢聚合并。另一手法是与开法正相反的对抗性运动，使强直的散离部分归合原状。

（三）治脱臼八法

提、端、挪、正、屈、挺、叩、捏为治脱臼八法，是治疗脱臼闪错复位时的对症手法。

1. 提法

（1）治疗范围：使缩陷部位复原。

（2）手法：本法与整形八法中的升法相似，应用范围很广，例如颈项缩陷，肩、膝、肘、腕等关节脱陷等，均须用此法。提时用一手或两手，或用绳索拉提，均依病情而定。提时令患者坐在地上提其患手，手心向其面部（多用于上肢外伤及胸背扭伤）。医者双手把住伤臂的手指，用力向上一提，可连续做二、三次。

对孕妇、老弱者，以及高血压、心脏病者慎用。

2. 端法

（1）治疗范围：脱臼并未完全脱开，而只是一端骨位偏斜不正时，可用此法。

（2）手法：依部位而定。例如，肩关节未全脱，只是偏斜时，医者用一臂或一手插在患者腋窝用力向上端。再如，胸肋偏斜者，则可用手指从外向内端。

3. 挪法

（1）治疗范围：关节骨或胸胁骨因外伤横着脱离原位，但并未折伤者。

（2）手法：用一手或两手稳妥地挪移，就如同挪东西。

4. 正法

此法用于整复之后，即在用提、端、挪等手法将脱臼整复后，再对照着查看左右两侧是否对称。

5. 屈法（攀法）

（1）治疗范围：肘、膝关节强直，大关节脱臼和闪错，筋腱闪脱，以及小儿假性肘关节脱臼。

（2）手法：与卡法相似，不同的是卡法要用手垫着屈，而屈法不用垫。

髋或膝关节脱臼，患者俯卧，医者两手把住患者的踝关节上部，用力向臀部攀屈 3 ～ 4 次。然后，患者改为仰卧，医者两手把患者攀起，使患者两足跟尽量贴近臀部，两膝屈近胸腹部。

6. 挺法（挺直法）

（1）治疗范围：关节弯曲不能伸直，如腰、指、趾关节弯曲不能伸直等。

（2）**手法**：用一手或两手先徐缓地转摇，然后逐渐使之挺直。转摇手法与整形八法的摇法相似。

7. 叩法（压法）

（1）**治疗范围**：脱臼经过治疗归臼复位，或半归臼尚未齐整时，即可用此法进行调整。此法用于整形之后。

（2）**手法**：用全手掌和手指叩在患处，上下、前后、左右地移动着叩压，或固定地压在一处不动。用力要适中，有时压出响声，表示叩压成功。这是治疗外伤常用的手法之一。

8. 捏法

此法多用于整复之后，即在用上述手法将脱臼复位后，再用此法反复揉捏，以达到舒筋活血、止痛消肿的目的。

（四）治筋八法

绰、拔、捻、捋、归、合、顺、散为治筋八法，是治疗伤筋时的对症手法。

1. 绰法

（1）**目的**：引伸舒展筋腱肌肉。

（2）**手法**：在较大部位（如背部），两手掌先按在伤处，然后掌侧（小指侧）用力迅速滑起，如掀东西一样，与捧法相似。

在较小部位（如臂部），先用五指捏，捏后急速滑开，如揪提东西一样。旋转四肢，然后抢开，也属于绰法。

2. 拔法

（1）**目的**：把闪错脱陷的筋肌用手指提拔，使之复原。

（2）**手法**：在小部位用两指，在大部位用双手满指拔之。

3. 捻法

（1）目的：捻动拔弄伤筋，使之复原。

（2）手法：在较大部位，数指捻一块肌肉，如捻绳一样。在较小部位（如指或趾），则用两手捻压其整体。

4. 捋法

（1）目的：用理筋分筋、弹筋拨络手法捋顺整理错乱和歪斜的筋，使之恢复原状。

（2）手法：治四肢筋伤时，可用两手全手掌握住肢体，然后一松一握，缓缓向下捋顺。捋时，每隔一段捏一下，也可不捏。

在较大部位（背部），则可用五个指头，特别是拇指捋。

本法可把揉捏、推擦等手法运用进来，只要达到捋筋的目的即可。

5. 归法（拨筋法）

（1）目的：用指甲反复拨弄、推擦等手法，使翻身转位的伤筋（筋聚、筋卷等）复原。这是最常用的手法之一。

（2）手法：用手掌或手指用力交叉推擦或用手指拨弄，使其复原。

6. 合法（合筋法）

（1）目的：使离位的伤筋复原。

（2）手法：可用卡法、挤法或压法等各种手法，使伤筋合拢。

7. 顺法

（1）目的：使互相离错的伤筋复原。

（2）手法：与捋法相似，只是多在拇指点揉下进行。

8. 散法（散筋法）

（1）目的：使结聚成包、成瘤的伤筋散开。

（2）手法：离心地向伤处四周揉、按、推、擦。

六、临证特色手法

（一）落枕治疗方法

1.先让患者俯卧，施外科基础手法，着重点按跗阳、复溜、绝骨三穴，再让患者脱上衣，正坐，医者立于患者身后，用两手轻擦颈项伤处四周数十下。

2.掐、点、擦后溪、承浆、风池、风府、天柱等穴，然后泻承浆穴。

3.掐、点、擦、揉、掐大椎、风门、缺盆、肩中俞、肩外俞、肩井、合谷诸穴。

4.轻擦按拿颈项四周十数下。

5.摇晃法。趁患者肌肉放松，医者一手扶住其后头部，另手托住下颌部左右缓缓摇摆，然后趁其不备骤然摇晃头部一下。动作要迅速、敏捷，用力要适中而不猛，以听见关节响声为度。气弱或肿痛太甚，年老、孕妇及有习惯性昏厥的患者，忌用摇晃法，只可用按摩及点穴治疗。

6.轻拍叩打肩背颈项数十下。

（二）肩关节轻伤

一般指软组织受伤，表现为受伤部位皮色青红，肿胀疼痛，转肩抬动困难。肩关节轻伤包括肩关节周围炎、肩关节囊及周围韧带损伤、肩关节劳损合并风湿性肩关节周围炎等。

1.用椒盐酒或碘酒洗抹患处周围。

2.患者俯卧，施外科基础手法。

3.取外关、手三里、曲池、肩髃、肩髎、肩贞、天宗、秉风、肩井、巨骨、肩中俞等穴，先泻后补。

4.在患部周围选择适当的按摩八法小手法进行按摩。

5.施行整形手法、对抗性运动及拨筋手法。肿痛较重的患者，可等消肿后再做。

（三）肩关节重伤与极重伤

较重伤指带有脱臼的肩伤；肩关节脱臼同时还有骨折骨裂等为极重伤。这种伤在初期禁止按摩；在骨折愈合后，肩关节有强直或血行障碍等后遗症时，才可用按摩疗法。

1.用椒盐酒或中药洗剂温熨熏洗1小时。

2.无强直或不能屈伸等症状时，即可施行按摩八法的疏散法。使瘀血疏散，促进新陈代谢，使患者迅速恢复正常机能。

3.有强直或不能屈伸等症状时，则应先用外科基础手法，再施经穴按摩法，然后施行按摩八法的小手法及拨筋手法。点按申脉、曲泉、解溪、曲池、少海、手三里、肩髃等穴。

（1）上肢关节治愈后尚有运动障碍等后遗症的患者，可在室内或室外悬一吊环或吊板横木，每日早晚做牵引运动，上下舞动，以觉痛为止。如此长期锻炼，不但伤处可愈，并且不易得上肢疾患。

（2）起立弯腰躬身，双手下垂，做摸鱼式画圈运动20～50下。

（3）直立面墙，双手高举作爬墙式伸展运动10～20下。

（4）坐位、卧位或立位，双手交叉抱颈，尽力使双肘后展，运动10～20下。

（四）肘臂部轻伤

肘臂部轻伤是指肘臂受碾挫，伤处周围潜在出血、肿胀，关节未脱，但肌腱错离、筋肉扭伤，以致运动机能受到障碍；或者臂部因磕碰打撞擦等只伤及肌腱而未伤及骨质。这类伤都可立即施行按摩疗法。

1. 表皮出血者，要由外科处置；血肿较重者先用椒盐酒或中药洗剂洗熨 1 ～ 2 天，每天洗 3 ～ 4 次，然后才可施行按摩疗法。但轻者当时即可治疗。

2. 揉、捏、掐和擦外关、三里、支正、曲池、少海、肘髎、天井、肩髃、肩井、青灵、通里等穴，先泻后补。

3. 在伤处周围进行擦、揉、推和摩及拨筋法。手法由轻徐徐加重，然后再徐徐变轻，以舒筋活血，祛瘀生新，消肿止痛。

4. 施行整形按摩的牵卡法、和络法。

上述疗法，须每日进行 1 次，痊愈为止。

5. 在做治肩关节外伤的自主锻炼以外，每日早晚还要做下列动作：手指交叉，手心向前，两臂向前屈伸 10 次；然后，手心向上成托天状，向上屈伸 6 次。如此长期锻炼，不但肘臂外伤可愈，而且还能调整三焦和内脏机能，促进健康。

（五）肘臂部较重伤和重伤

此伤症状是肘关节脱位、肌腱部分断裂等。中医按摩疗法对此伤有独特的疗效，简单易行，无需实行局部或全身麻醉，多数患者立见好转。

1. 肌肉部分断裂，青肿疼痛，不能活动者

（1）用椒盐酒或中药洗剂热洗伤处半小时。

（2）泻外关、少泽、关冲、中渚、液门、通里、尺泽、青灵、肩井、申脉、复溜、昆仑等穴。手法应用掐、擦、揉、捏。

（3）施行轻擦、重揉、和络、拨筋等法。

（4）选用一种中药外敷包扎。

2. 肘关节扭挫脱位者

肘关节脱位，以尺桡二骨后脱者最多，前脱与侧脱很少见。病情可分轻重两种。

（1）肘关节微挫而筋腱脱错，称假性脱臼，大多是在前跌、撑、拉、拧或扭时受伤所致。门诊最常见者是 1～5 岁的幼婴小儿，在被大人或大孩子"反手"提拉时，可造成此症。所谓"反手"，乃是将患者的手心向外，手背朝里强力提拉，即便用力不大，亦可将其拉伤。伤者手臂下垂，不能抬动屈伸，不能转动，疼痛异常。待复位后，若不注意，还会再次脱位。

治疗假性脱臼的按摩手法较难，必须反复练习才能达到熟练程度。手法是一手拿住受伤的肘部，另手拿住其腕部，患者手心向下向里，医者轻轻用力，将伤臂拉直摇晃，然后用绰法、屈法，引其手心和手指向肩上搭。这时，肘部如果发出声响，就是脱位合拢入臼了，疼痛会立即减轻。

若是跌打受伤者，必有炎症，因此即使入臼，仍然会有疼痛，但已能抬起转动，手能持物。需涂碘酒或选用一种中药洗敷。一般 1～2 日即可痊愈。

（2）肘关节大挫伤而致全脱位或骨折骨裂。例如从高处跌下、车祸跌扑、运动时用力过猛而严重闪扭等，会使桡骨或尺骨关节脱位，这种脱错有单脱、有双脱，有时也兼骨折、骨裂。是极重伤，初期禁用按摩疗法。

3. 自主锻炼

此法能治肘臂外伤愈合后的后遗症，并能预防肘臂受伤。

（1）除做肩关节外伤的自主锻炼以外，每日早晚还要做下列动作：手指交叉，手心向前，两臂向前屈伸 10 次；然后，手心向上成托天状，向上屈伸 6 次。

（2）每日早晚做左右开弓式活动 10 次。

（3）抓空、捣空式活动各 10 次。

（4）甩臂扔手活动数 10 次。

（六）一般肘关节疼痛

一般肘关节疼痛，如劳损造成的网球肘、腱鞘炎，风湿性关节炎等，因外伤或因内伤而造成的，均可用此法治疗。

1. 补通里、灵道、青灵三穴，反复按摩 3 ～ 4 次，一般立可止痛。

2. 在伤处反复擦、切、摩、捻、揉数 10 下。

3. 点外关、手三里、支正、曲池等穴。

4. 不能屈伸者，可加点申脉，然后施整形法（牵、卡、挤、靠等手法）和对抗性运动法。

5. 内因疼痛者，可在痛处擦摩，并点揉后溪、外关、曲池、曲泽、尺泽等穴，然后施行和络法。

肘关节外伤中最常见的有两种，一为网球肘，一为关节强直不屈，或强硬不伸。这两种肘关节疾患，都是受损伤后，没有及时治疗，迁延日久所造成的疾患。

有的患者网球肘还伴有风湿，按摩时应注意加施揪提法。在局部痛处令其忍痛，接受大力揪提法，若发现皮肤红紫不褪色，即是兼风湿无疑。还有一种网球肘是肘尖尺骨头或桡骨头附近的旋转肌筋错位，此外伤往往容易误诊失治，迁延日久不归复，此病也称为"筋脱"，治疗筋脱是用治筋八法，使被闪出脱位的筋肌回复原位，疼痛即可消除。

（七）腕部扭伤

此伤系指筋骨肌腱错位的扭伤。

1.用椒盐酒或中药洗剂洗熨外伤处，以消肿止痛。

2.泻外关、腕骨、阳谷、养老、阳池、阳溪、大陵等穴，手法是反复的长时间的掐、擦、揉、捏。

3.由轻而重地擦、揉肿痛的伤处。按摩需要较长时间和较多次数，医者耐心，需要患者配合。

4.患者坐在地上，术者双手持伤臂手指，手心向患者怀内，用温和不猛的力量向上牵提3～4下。听到关节发出响声，即知错离的筋骨已经归臼。

5.患者起立，坐在凳子上，医者一手把住伤腕上缘，另手在腕关节的上下前后按摩。当叩压时，有骨节的响声，则是另一错离小骨归臼，患者会立刻见好，动作自如。

（八）腕部筋聚结瘤外伤（腱鞘囊肿）

在劳动或运动当中，腕关节周围不慎受到不太重的打击或者挫扭，不久就会生出一筋结、筋瘤。初期很小，逐渐长大，偶尔有疼痛和不舒适的感觉。

1.泻外关、偏历、尺泽、曲泽、承筋诸穴，手法是掐、擦、捏。

2.反复拨动、按揉其伤处。用力是先轻后重，重后再轻。经过1～2次治疗见效者，可继续治疗，倘不见效反而大者，即当停止按摩。

（九）腱鞘炎

专用腕力的劳动者和某些运动员常发生腱鞘炎。症状是桡腕关节周围和桡骨茎突处的肌腱突起、肿痛。

1.泻外关、偏历、尺泽、高骨、阳溪诸穴，手法是掐、擦、揉、捏。

2.用指甲切、掐、擦伤处100～200下。擦时五指并拢，排成一行或用一指甲切，指切时，有深的指甲印痕者为好，这是破坏浮肿的表现。

3.涂碘酒。此外，每晚要用中药洗剂浸泡1小时，一般5～6日可愈。

（十）腕骨骨折愈合后关节强直

腕关节骨折愈合后，常发生关节强直，不能恢复正常活动，这时即可及时用按摩法来治疗。

1.掐、捏、揉和擦外关、申脉、绝骨、阳谷、阳溪、太渊、养老、支正诸穴，先泻后补。

2.施行按摩八法中的揉掐法、和络法，以及整形按摩的升、降、滚、摇及拨筋等手法，然后再用对抗运动手法。

上述各法每日进行1～2次，10天为一个疗程。

3.一个疗程以后，停止按摩治疗，内服补筋丸或正骨紫金丹；外用洗剂，每日浸洗，10天以后再施行按摩，开始第二个疗程。一般轻者一个疗程，重者至多三个疗程，即可痊愈。

4.每日经常活动运转两腕；用木质圆球或大皮球一个，随时用手运转。本法专治腕部外伤的后遗症，并能预防腕部损伤，增强腕力和灵活性。

（十一）肩胛脊背肿痛疗法

1.先在伤处及其对侧用消毒药酒擦洗并施对侧挤血法（缪刺法）。

2.揉、摩和推擦伤处及其周围。用力要先轻后重，重后再轻，加以提揪法。

3.点委中、承山，揉膏肓、附分，掐申脉等穴。

4.涂椒盐酒或碘酒。重者可外敷骨伤散。

5.内服中药补筋丸或跌打第一灵丹，或跌打丸。

6.胸椎以上肩胛脊背的扭闪伤，可加用引伸手臂的整形提法。

（十二）椎关节韧带外伤疗法

1.用椒盐酒或中药洗剂热熨约半小时。

2.揉摩和推擦伤处和周围，外加绝骨、承筋、脊中三穴，先泻后补。

3.用轻手法点委中、承山，揉膏肓、附分，掐申脉等穴。

4.敷贴伤湿止痛膏。

（十三）胸椎间盘脱出疗法

1. 用椒盐酒或中药洗剂热熨约半小时。

2. 揉摩和推擦伤处周围，加用按法，即用双手掌用力按压。

3. 施整形法（牵卡挤靠）和治脱臼法（屈挺叩捏）。施行仰卧卡法和屈法，然后两手紧握患者一足跟，用力向后牵引下肢，两腿交换牵引。

4. 患者俯卧，四肢伸展，抬头去枕。医者两手平掌，在伤处附近徐徐由轻而重地下压，然后轻抬，自上而下反复几次。随后施揉捏法和拨筋法。

5. 患者起立，医者背对背站在患者背后，用两肘勾住患者两肘，俯身将患者背起，离地颠三颠，左右各晃三下，轻轻放下。如见好转，可连续治疗。一般轻者 1 次，重者 2～3 次，即可痊愈。本法为背晃法，也可治腰部扭伤，但骨伤或脊髓病当慎重。

施术注意：上述腰背脊椎扭伤疗法是治脱臼的挺法。多年来曹锡伍先生临床曾用此法治疗许多患者，非常有效。但在运用时，必须注意下列事项：①孕妇、年老体弱者或同时患其他重病者禁用；②神经过敏或胆怯的患者，要事先说明，忍痛受治，患者同意后才慎重施术；③从背上放下患者时，要扶住，并令其卧床休息，以免患者头晕心跳发生意外。

6. 自主锻炼

（1）正立，两臂交叉抡打，左手打右肩时，右手打左肩，右手打左肩时，左手则打右肩，各打数 10 下。

（2）正立，两手向背上提，低身徐徐宛转若干次，这是自我背部按摩，能舒展两肋。

（3）起立，靠床，拔身昂首挺腰，向背后视，左右各若干次，因各人体力不同，故不限次数，可自由掌握，量力而行。

（十四）腰部扭伤

经过诊查，只有腰部扭伤，无开放性损伤或骨折，即可施用本疗法。

1. 用椒盐酒、洗剂或揉剂在伤处洗熨揉擦 1 ～ 2 次，每次约半小时，目的是消毒止痛，同时还可施缪刺挤血法。

2. 先施外科按摩基础手法，再掐、擦、揉和捏申脉、昆仑、复溜、绝骨、承山、承筋、委中、承扶、腰俞、八髎、白环俞、肾俞、脊中、筋缩诸穴，先泻后补。

3. 施整形法中的卡法，及左右侧扳法。

4. 施整形法中的屈法，及盘腿起坐仰扳法（骨伤者不用）。

5. 患者俯卧，伸腿展臂。医者两手平掌在患者胸椎部用力向下循椎骨压按，次第行至尻部。在这过程中，听见关节发出声响，就是扭伤脱离原位的肌腱被挤入原来的本位而愈合了。用力要先轻后重，重后变轻（骨伤者不用）。

经过本法治疗仍然不见好转，即可施用背晃法，或者继续施用本法。（骨伤者不用）

6. 在患者背部、腰胯部施拨筋法、轻抚法、揉捏法、叩打法，反复 3 次。

7. 施行上述各法如仍未见大效，可施扶墙下蹲法。患者面墙而立，两臂高举，胸部触墙，然后医者用两手抵住其腰眼，再令患者徐徐下蹲。如此三蹲三起，一般腰部扭伤可以奏效。

（十五）胯部肌腱关节闪挫

胯腰闪挫，经过诊断有扭筋脱臼者，例如髋骨或耻骨脱出，必须由正骨医师治疗愈合以后，才可施行按摩疗法。

胯腰闪挫伤在临床中较常见的是骶骨坐骨两旁的髂骨突出处的筋扭伤，对此处的疼痛，患者往往误认为腰痛，但问诊时，患者用手指的痛处往往不是腰部，而是髂骨突出处。治疗时我们先在患者痛点的对侧施缪刺挤血法，然后施外科基础按摩手法，继取申脉、复溜、环跳、委中、风市、阴市、伏兔、髀关、绝骨诸穴点掐揉按，再在痛处用拨筋法，重力揉捏推提，最后施仰扳、推扳、扶墙下蹲等法。

在按摩的同时，再配合自主锻炼治疗胯腰部外伤愈合后的后遗症状。即便无病者坚持此法，也能预防腰胯和腿部受伤。本法前三个动作治腰和胯，后一个动作治胯和大腿。

1. 立正，俯身两手向下攀脚尖，停半分多钟，恢复原状，每日早晚各 5 次。

2. 立正，两手叉腰左右摆晃各 5 次，每次半分多钟。

3. 立正，两手臂前后抡伸，左右晃打腰腹。做法是左手臂抡打腹部时，右手臂抡打腰部，如此左右反复抡打。初期，各打 10 次左右，逐渐加多，可增到各 50 次。

4. 两手撑地而坐，屈压一腿，伸直一腿，左右互换用力掣提 3～5 次，每日早晚各做一回，每回左右各做 2～3 次。

（十六）椎间盘按摩疗法

因脊柱疾病较为复杂，应把椎间盘脱出症与风湿性、增生性、结核性、肥大性、外伤性的各种椎关节炎，以及脊柱韧带损伤、神经根炎、腰肌劳损等疾病相区别。按摩要辨证施治，有使用和禁用之别。有轻、重、补、泻、按、摩、推、拿、整形、正骨等不同措施的治疗手法，以及不同的内服外敷药物和其他理疗法。

按摩治疗椎间盘病变的作用：

（1）用经穴按摩调整机体的经络系统，调治被破坏、错离、损伤部分。

（2）用整形按摩手法归复椎间盘中脱出的髓核，以解除神经根所受的压迫，减轻疼痛。

（3）用手法按摩疏散粘连或破碎的组织物，并疏通气血凝滞。

（4）用运动按摩法通顺瘀结物质。

（5）用重力手法按摩可以镇痛。

（6）用轻力手法按摩，可使血液循环通畅，新陈代谢作用增强。

（十七）大腿部外伤

大腿部外伤是指胯骨以下、膝髌骨以上部位的外伤，急性损伤常常发生在大腿内侧肌或屈肌，慢性损伤多因压伤、扭伤、踢伤、摔伤及久跑、久行、久蹲后劳损而得。经查肯定无骨伤时，即可施治。

1. 用椒盐酒或洗剂洗熨 1～2 次，每次约半小时。

2. 先施外科基础手法再加掐、擦、揉、捏，捻昆仑、申脉、绝骨、飞扬、复溜、承山、承筋、足三里、委中、委阳、阴市、伏兔、髀关诸穴。

3. 施整形法。

4. 施按摩法中的舒畅法、揉捏法和叩打法。

5. 内服补筋丸、跌打丸、第一灵丹或七厘散，任选一种。外用中药洗熨敷贴。

6. 自主锻炼：正立，两手握拳，屈臂侧举，挺胸昂首，一腿伸前举，足跟用力，大步迈进前行 30 ～ 50 步。每日 1 ～ 2 次。

（十八）膝关节轻伤

膝关节因劳损积累日久而逐渐感到疼痛，或因受到较轻的跌伤扭压磕碰而表皮肿痛，但未伤及关节内部者，均为轻伤。

1. 用椒盐酒或洗剂熨洗 1 ～ 2 次，每日约半小时，以清毒止痛。

2. 先用外科基础手法，再加掐、擦、揉承山、申脉、昆仑、复溜、绝骨、阴陵泉、阳陵泉、膝关、曲泉、鹤顶、犊鼻、膝眼、梁丘、髋骨、委中诸穴。

3. 施按摩八法中的按抚法、揉捏法、和络法。

4. 施整形法及拨筋法。

以上各法对起于内因的膝关节炎、鹤膝风、膝关节神经痛等症，也有一定疗效。

（十九）膝关节较重伤

膝关节因突然扭伤过甚，膝深部受伤但未伤及骨者，属于较重伤。大多数是关节韧带受伤，有轻微的撕裂，或伴有关节囊破裂，或者关节周围软组织内大量溢血，色红紫，肿胀，松动，有响声等。

1. 选服一种中药，外用洗熨和敷贴的中药，3 ～ 4 天后才可施行下列按摩疗法。

2. 泻申脉、昆仑、复溜、绝骨、足三里、膝关、阴陵泉、阳陵泉、鹤顶、膝眼、犊鼻、梁丘诸穴。应用掐、点、揉、捏、擦和捻等手法。

3. 在伤处轻轻擦、揉、捏、推和摩，约半小时。经过上述治疗，2～3日肿消，痛减并见好转时，再施行拨筋法及整形法。

4. 施整形法。施术时，必须小心谨慎，试着进行，绝不可粗暴，要在患者能够忍耐和接受的情况下徐徐进行。

（二十）膝关节粗隆部慢性损伤

症状是膝关节粗隆部有压痛，在快走、奔跑或跳跃时即感到疼痛；膝头体积粗大，拒按怕痛，腿屈曲不能伸直等。

1. 用椒盐酒或洗剂洗熨1～2小时，每次半小时左右。

2. 取申脉、昆仑、膝关、绝骨、膝眼、犊鼻、鹤顶、髓骨、梁丘、阴陵泉、阳陵泉、委中诸穴，先泻后补，用掐、揉、揪、点、按、捏、擦等手法。

3. 在股肌和小腿部进行按、摩、揉、捏。如患处不能按，可改用轻擦法。

4. 施整形法中的和络法和拨筋法，以引伸和活动关节。

5. 内服骨痛紫金丹或舒筋活血定痛散。外用洗剂海桐皮汤洗熨，每日1～2次。

（二十一）膝髌前滑囊炎

在运动或劳动中，膝髌部被撞击，膝盖部受到强烈或数次轻微的损害，就会得此病。症状是髌骨未脱错或折裂，但膝盖向前凸出肿胀，伸屈时疼痛，触诊表皮感到发热而软，皮内似有流动液体物质，但这不是髌骨在活动，而是髌前滑囊发炎蓄水所致。此伤往往被人误认为膝关节炎或鹤膝风。

1. 用椒盐酒或洗剂洗熨 1～2 次，每次半小时左右。

2. 取申脉、昆仑、膝关、绝骨、膝眼、犊鼻、鹤顶、髓骨、梁丘、阴陵泉、阳陵泉、委中诸穴，先泻后补，用掐、揉、揪、点、按、捏、擦等手法。另外加复溜、血海左右四穴，先泻后补。

3. 在股肌和小腿部进行按、摩、揉、捏。如患处不能按，可改用轻擦法。

4. 在膝髌部肿胀未消时，禁用整形法与和络法，但肿消后可轻轻试行。

5. 内服骨痛紫金丹或舒筋活血定痛散。外用洗剂海桐皮汤洗熨，每日 1～2 次。

（二十二）小腿肌腱劳损酸痛肿胀

1. 用椒盐酒或洗剂洗熨。

2. 先用外科基础手法，再掐、捏、擦、揉绝骨、阳辅、昆仑、飞扬、足三里、太冲、委中诸穴，先泻后补。

3. 先轻擦摩、后重揉捏和重按压整个股肌和小腿肌并施拨筋法。如见水肿，即用指切法，再涂碘酒。用指爪切时，肿处出现爪痕深沟是好现象，不久会肿消沟平，症状减轻。

4. 必要时，每日早晚内服舒筋活血定痛散，外用洗剂八仙逍遥汤洗熨 1 小时左右，收效更快。

（二十三）腓肠肌痉挛

症状为大腿、小腿及其后侧、脚心等处抽筋、转筋、痉挛、剧痛，有急性的，有习惯性的，有长期性的，有随时发作的，但发病时都是突然抽搐且疼痛，不敢转动；有的甚至号叫扑倒，有的能自愈，有的长时间抽痛不止，上行至腹部，两腿挺直，并发肌肉麻痹，失去触觉。遇到这种情况，切勿误治或失治。

1. 用椒盐酒擦揉。

2. 补申脉、照海、承筋、委中、丘墟、内外踝尖诸穴，用力掐、捻、点、按，以达到疼痛为度。较轻的患者当时立愈，重患还需在委中（使患者俯卧）用手掌拍打 100 余下，见青紫色为止。患者虽伤情危急，经用此法亦必好转。但有一种吊抽者，其症是足跗面从鞋带处向上吊抽，久久不伸，患者主诉紧急抽疼。用以上各法收效不大时，则当用重掐法和拨筋法在膝内侧上下周围用力掐切，即可好转。

3. 在下肢先轻擦，后重揉捏、叩打、按摩。

4. 还可选服一种中药，如虎骨木瓜丸、健步虎潜丸等。

5. 自主锻炼

（1）每日早晚用指掐、捻内外踝尖、承筋、丘墟、照海诸穴各 10 余下。

（2）预防小腿疾患的自主锻炼

①正立，两手叉腰或扶物，左右腿轮流向前向后蹬踹 10 余下，逐渐增至 50 余下。早晚坚持锻炼，可久不发小腿疾患，并能健步强身。

②平坐，伸展两臂前探，尽力攀两足尖，纵而后收。每做一

次，直坐叩齿吞津，用意识想象吸气下运至小腿部。每日早晚各做6次。日久积功，可预防下肢腰膝诸病。

（二十四）足后跟（足踵）伤痛

如果是软组织受伤，如跟腱肿痛，而不是跟骨受伤，可施行按摩疗法，效果显著。

1. 选用1种外用中药洗浸1～2次，每次半小时左右。

2. 泻大钟、昆仑、绝骨、下巨虚、商丘、中封、申脉、京骨诸穴，手法是掐、捻、揉和捏。

3. 在足部进行推揉、摩擦、重按、轻擦等法，以皮色红润为度，有黑紫色伤痕，经用力揉擦后变成红色者，是瘀血已去新血到来，乃是将愈之兆。

此病治好后，当用海绵做鞋垫，预防复发。

（二十五）足小趾伤及足趾底伤痛

骨伤未愈者禁用按摩疗法。轻伤经2～3次治疗即可痊愈或奏效。如日久不愈，则可能是因有骨伤，应该注意。

1. 选用1种外用中药洗浸1～2次，每次半小时左右。

2. 掐、捻、揉和捏京骨、商丘、丘墟、中封、下巨虚诸穴。

3. 有宣肿者，施爪切法和轻擦法。

4. 施拉拽牵提等整形法和双手滚摇法。

参考文献

［1］李连生. 慈心仁术济世资生——纪念先生曹锡珍诞辰110周年［J］. 北京中医药，2009，28（2）：99-100.

［2］庞承泽，安宝华.曹氏按摩的创始人——曹锡珍［J］.北京中医杂志，1987，3：9-10.

［3］李连生.介绍伤科经穴按摩基础手法及整形手法［J］.辽宁中医杂志，1980，10：27-28.

［4］曹锡珍.曹锡珍经穴按摩疗法［M］.北京：人民体育出版社，1995.

第十章
葛云彬骨伤手法流派

一、概述

葛云彬（1899—1960），江苏江阴市人，幼年家贫，因其父早逝，故仅读私塾 2 年余。14 岁，拜常熟伤科名医韦鸿海为师学医。韦氏伤科乃清末苏南地区伤科流派，其不仅擅长伤科手法和内外用药治伤，并精通技击武术。葛氏随师习武、学医五载余，勤奋好学，深得业师青睐，故得师倾囊相授。葛云彬先于金坛、武进等地行医，后至上海、常州、苏州等地设立诊所。自 1930 年起，定居苏州，开业行医，并联合苏州市中医界名流与同道，创立了"苏州市中医同业公会"，其宗旨是联合中医界全体成员，共同振兴中医事业，同时聘请名医兴办中医进修班、学习班等，使中医事业长盛不衰，后继有人。与此同时，又与当时名老中医十余人组成同舟社，每月定期切磋医术。当年的同舟社成员均成为吴中中医名流。

1950 年，葛云彬响应政府号召，参加苏州中医门诊部的筹备工作。1952 年，改名为苏州市中医医院，葛云彬任该院首任伤科主任。1955 年，调北京，在中医研究院西苑医院任骨伤科主任及外科副主任。

二、传承路线

1.葛国梁 葛云彬之子，主任医师，硕士生导师，从事中医及中西医结合骨伤科临床医疗、教学、科研工作四十余年。临床擅长中西医结合治疗四肢各种关节炎及软组织损伤，股骨头坏死等骨科各种疑难杂病。发表论文16篇，著作及编著骨伤科教材共9部。荣获第一届全国科学技术大会医学重大科技成果特级奖，1981年荣获卫生部重大科技成果乙级奖，1986年荣获国家中医药管理局重大科技成果乙级奖。

2.李祖谟 北京人，1955年毕业于山东大学医学院，后又毕业于全国第一届高级西学中研究班（3年制）。曾任河北医科大学助教，中国中医研究院广安门医院骨科教授，第二临床医学研究所骨科研究室研究员，中国传统医学手法研究会理事长，中国中医药研究促进会常务理事，发表学术论文67篇，获部级成果2项，出版专著《李祖谟论中国传统手法医学》及骨科教学幻灯片3套，参加编写中医教材4部，组织建立了中国传统医学手法研究会。集多年临床经验，总结出"李氏接骨原则和15法""纳环10法""合缝8法""基础单势42医学手法""治筋35法""辨病施术10律""辨症施术10法""促进生骨法"等，效果不凡。1992年10月起享受国务院颁发特殊津贴。曾赴欧洲7国、东南亚5国讲学，深受欢迎，并享有较高声誉。

三、学术思想

1.葛云彬肩关节脱臼复位手法

《现代中医骨伤科流派菁华》所载葛云彬肩关节脱臼复位手法

如下：

（1）下脱的复位手法：梯一座（与椅背靠法有异曲同工之妙），令患者将患肢腋窝置于棉花包裹的横档上面，一助手立于患者背后，抱住患者上身以固定，另一助手立于患者前方，双手拿住患臂用力向下牵引。医者双手拇指置于患肢腋下，用手按肱骨头隆起部位，即可听到复位之声。令患者离梯，医生迅速用一手握住患者前臂，一手扶住肩部内收、内旋运动，并使患侧手背尽量超过健侧颈部，肘关节达到体部正中线。

（2）前脱的复位法：准备部分相同，医生双手拇指用力压迫前方隆起部位，使肱骨头向后下方，即可听到复位之声，令患者离梯之后，将上臂复旋，并将上肢轻度内收，使上肢与体侧平行。

（3）后脱的复位法：准备部分相同，医生双手拇指用力压迫隆起部位，使肱骨头向前下方，即可听到复位之声，令患者离梯，慢慢做轻度内收。

以上复位均须绑扎固定，一般多使患肢肘关节屈曲约70度进行固定。

2. 李祖谟传承的学术特点

李祖谟在继承葛云彬手法的同时，兼收并蓄，结合杜自明、刘道信等北京名家手法，总结出独特的手法理念与技术，并提出手法医学的概念。总结李祖谟学术思想的特点是倡基础、认病证、重单式、勤练功。

（1）倡基础：李祖谟注重基本功，认为做一个有发展前途的手法医学的医生，必须加强基本功的学习，基本功的训练包括诸多方面，总体上可以归纳为德、识、功三个方面。德指的是医生的道德品质，包括培养医生的基本素质和医德修养两方面。识是对医学知识的认识，包括中医基本理论的运用、现代医学知识的理解。功是指体质方面的锻炼，包括形、气、意的磨练。

（2）认病证：认病证包含重察、认病、认证三个方面。

重察：即观察、检查。李祖谟认为，如欲做出较为正确的判断，就必须具备相对准确的临床资料，而这些资料来源于仔细观察和掌握正确的检查方法，这些检查结果必须客观、明确，方可为正确的诊断奠定基础，因而李氏认为首当"重察"。

认病：就是要判断清楚疾病的病理和病机。任何疾患，如果我们尚不明了该病的发展机理，治疗也无从下手。例如整复骨折，就必须从骨折的类型推敲骨折的损伤机制，如骨折发生时的外力、方向、体位等等，明白了损伤机理，反其道而行之，一般均可获得满意的复位，这足以说明认识病理的重要性。

认证：中医的精华就是辨证论治。辨证理论有多种，如病因辨证、八纲辨证、气血津液辨证、脏腑辨证、六经辨证、三焦辨证等等，各有其特点及侧重，但又相互联系，互相补充，从手法医学领域来看，李祖谟比较重视病因辨证和八纲辨证，治病必求其本，要辨证求因，整体、全面地分析病情，方能全面地认识病因和病证，治病方可有效。

（3）重单式：丰富的单式手法是李氏手法的特点之一。李氏接骨原则和15法、纳环10法、合缝8法、基础单势42医学手法、治筋35法等均是李祖谟的基础手法。

（4）勤练功：李祖谟认为，形、气、意的结合是运用手法治病取效的基础，也是手法操作的"功力"所在。功力强，则疗效高，功力差，则疗效低，"功力"不是简单的力的大小。练功必须内外兼修，要做到内养外壮。练功过程中通过调心、调息、调身，使形、气、意三者紧密结合，从而达到炼精化气而生神，在施术于疑难之症时，应力到、意到、气到，方可取得神效，这也是手法的基本功。其功法是以少林易筋经为主。

参考文献

［1］丁继华.现代中医骨伤科流派菁华［M］.北京：中国医药科技出版社，1990.

［2］李祖谟，李沛，李江.李祖谟谈中国传统手法医学［M］.北京：中国建材工业出版社，1998.

第十一章

燕京骨伤手法流派的功法训练

骨伤科的发展与古代战争规模扩大，以及与之相关联的习武练拳活动的开展有关。人体各种损伤，包括伤及气血、内脏和闭塞经络的内伤，以及扭伤、跌伤、撞伤、脱臼、骨折、金创等伤及皮肉筋骨的外伤增加，如何预防和治疗这些损伤，成了兵家、武术家十分关注的问题。战争带来的严重人体损伤需要不断发展的伤科医学和医疗手段；不断发展的武术活动也需要伤科治疗做保障。因此，伤科与武术不但有关系，而且这种关系随着历史的发展越来越密切。

由于许多骨伤科名医出身于武术门派，因此其疗伤手法常从武术技法中借鉴。直到今天，我们仍可看到中医伤科治疗技法有明显的武术痕迹。如中医伤科的一指禅推拿便脱胎于武术的一指禅点穴术；拿法源于拳家的擒拿术；拍打疗法则是沿袭武术的拍打功等等。

练功是骨伤科手法训练的基本功之一，与骨伤手法形成的传统相关，同时也是骨伤手法流派有别于其他中医流派的一大特点。许多骨伤科手法流派名家在武术界颇有名望，从全国骨伤流派来看，林如高承南少林武学，郑怀贤师出武当，王子平为近代查拳代表人物；燕京骨伤手法流派中，郭宪和师承家传鹰手拳法，杜自明承少林武学。为了追求手法功力的训练与提升，他们精简武术的内容，提炼出功法训练部分，形成了以"桩功为主、动静结合、力求六面、劲整沉静"为特点的基本功法训练体系。并且由于各家所学武术门派的不同，功法的内容也有较大差异，目前骨伤手法练功方法，基本囊括了少林、武当、南拳等许多主流武术流派的功法。因此，从各派武术体系中总结练功功法是提高手法基本功训练水平的一大捷径。

目前有文献记载的燕京骨伤手法流派功法有两家。相互参照来看，两家均以《易筋经》功法为主，同时加以其他辅助功法，这说明《易筋经》功法套路的编排适合手法练功的需要。同时各家功法又有各自的特色，如宫廷正骨手法流派功法中的拧棒功是比较具有代表性的辅助器械功法。在许多武术流派中也常能见到类似的功法，如太极拳中的太极棒、中国式摔跤中的短棒功法。

第一节　郭宪和传练功方法

练功，一般是指术者手法技巧与功力的训练方法。另外，也有为受伤者的康复而设的健身方法，这里叙述的是前者。方法分为三个主要类型：一是自我健身方法，因手法医生本身的体力消耗较大，故有自我健身的必要。二是手法技巧的训练，主要是一些基本方法的掌握，要做到熟练、持久，有些手法操作无法具体规范其动作，可以对发力及手、臂、腰身、步法的灵活程度进行训练。如拳术动作的训练即可达到此目的。三是"功力"的训练，一般是以气功导引之术的训练为主，也可在实践中进行自我训练。

一、强身功法

以自我疏通经络，促进气血通畅为主体，使全身得到最好的调整与休息。本法多可收"功力"功法之效。

1. 仰卧功练法

（1）仰卧于床上，两足并拢，足尖微向内收。全身挺直，气沉丹田（脐下与会阴之中点）后，两掌自丹田徐徐推至乳部。

（2）稍停后，再徐徐向下推至丹田（以意念随掌至丹田），十次为度。练时全身可稍用力，两臂要处之自然，动作要慢。久之，气至丹田，渐达全身，血行通畅，气力增加。

2. 睡功练法

此功又名侧卧功，可就此式做练习，也可就此式而睡眠。

（1）左侧卧床上，左手掌置于头左侧太阳穴前，右手半握拳放于床上，右腿在上在后，略屈，左腿在下在前，意守丹田，排除杂念。

（2）右侧卧床上，右手置于右太阳穴前，手心向上，五指并拢，左手握拳垂直放在左臀上，右腿在下在后，略屈，左腿在上在前，屈曲。两脚相距尺许，腰略前屈，全身形如弯弓。意守丹田，排除杂念。此为道家之固精功，久练可固精养气。

3. 易筋经

（1）韦陀献杵式

经文：立身期正直，环拱手当胸，气定神皆敛，心澄貌亦恭。

注译：自然站立，身体要端正，两臂如环，拱手抱于胸前。平定呼吸，排除杂念，意念归一，心境平和愉快。

功法：

①开式：自然站立，身体正直，两足叉开与肩等宽。两膝微屈，脚踏实，下颌内收，两目直视，两肩放松，两臂自然下垂。排除杂念，心平气和，于意念之中头如悬空。

②两手缓缓同时向前平举，掌心向下，掌与肩平时再屈肘，弯臂，转腕，两掌相对，慢慢合拢，手指向前。

③两臂再内收如环形，两掌相合，转腕手指转向上、向内，向下转到最大限度，两臂与肘也随之略向上翻。

④收式：掌臂缓缓收回，收回左腿立正。站直，自然站立，全身放松即为收式。

注意事项：本式要求闭口呼吸，要匀细悠长，舌抵上腭，意念归一。开始意守丹田，开式后随两手动作而行。身体自然放松，每次开始练3分钟，一周后每周增加2分钟，增到10分钟时每周增加1分钟，一般增加到20分钟即可。

（2）横担降魔杵式

经文：足趾挂地，两手平开，心平气静，目瞪口呆。

注译：足趾抓地，如生根，两臂顺肩平伸，心平气和，二目圆瞪前视，闭嘴咬牙龈。

功法：

①开式用韦陀献杵式。也可以在前式结尾的基础上，手腕前翻，掌指指向前后方，两掌外翻呈掌心向上。两臂外展，双大拇指侧用力，两肘渐伸直。

②两臂平伸外展，与肩成一直线，两脚趾用力抓地。两目圆睁瞪视前方，同时闭口紧咬牙关。两足跟微微提起，以足尖点地。两掌缓缓内转成掌心向下。缓缓深吸一口气，再慢慢呼出，两臂及足跟慢慢落下，闭目静心，即收式。

注意事项：本式也称韦陀献杵二式。本式也可单练。时间增加程序同前，但可增加到 30 分钟。

（3）掌托天门式

经文：掌托天门目上观，足尖着地立身端，力周腿胁浑如植，咬紧牙关莫放宽。舌可生津将腭抵，鼻能调息觉心安。两拳缓缓收回处，用力还将挟重看。

注译：天门为头顶中线上二寸处，手掌在天门处向上托起，两眼随其上视。足尖点地，足跟提起，身体要正直，全身如同一棵树一样形成一个整体。要配合咬牙，舌抵上腭，津液随生，再调息安心神。两臂缓缓收回原处。收臂要有挟持重物的意念，要缓而有力。

功法：

①开式：同韦陀献杵。

②两臂平行由胸前提起，当与胸平时，两肘屈曲，掌尖相对，呈半圆形状。再向外翻掌，掌心向上逐向头顶天门上方托起，掌尖相对，相距一寸左右。两拇指处向外分开，虎口相对，两肘微屈，两臂呈半圆形向上掌托。

③头略后仰，双目由头正中线注视掌背，足跟提起，咬动牙关，使耳根部有震动感，1 分钟左右。

④两掌成拳，两臂顺肩方向向两侧收臂，缓缓放下，如挟重物，放至两臂原处，即收式。

注意事项：本法初学可不提足跟。足跟提起时可向两侧微微分开，两臂不能贯力。初学练 3 分钟，一周后每周加 2 分钟，加至 20 分钟，之后每周加 1 分钟，至 30 分钟即可。

（4）摘星换斗式

经文：只手擎天掌覆头，更从掌中注双眸，鼻端吸气频调息，用力收回左右侔。

注译：一掌高举覆于头前上方，双目注视手掌，调好呼吸。收臂要有力，左右互换动作。

功法：

①开式：同韦陀献杵式的开式。

②右脚向前进半步，左腿半蹲身下坐。右足跟抬起，足尖点地成丁八步。右臂前抬略屈肘，右手转腕，掌心向本人，屈腕，五指内收并拢成勾手状，抬至头的右前上方。距前额一拳左右。左手半握拳，屈肘向后贴于腰部。

③勾手指端向右偏，头也随之右偏，双目注视掌心。调整呼吸，以紧吸慢呼之法使其下沉，3～5次。

④双手慢慢收回，右腿也随之收回立正。再向前出左腿成丁字步。左手上抬成勾手，覆罩于头的左前上方。重复右侧动作。收回即为收式。

注意事项：本式重心在后腿，练时双目注视拳心。全身放松，身体为上松下实。初练时2分钟左右，一周后每周加1分钟，至7分钟后，每两周增加1分钟，15分钟即可。

（5）倒拽九牛尾式

经文：两腿后伸前屈，小腹运气空松，用力在于两膀，观拳须注双瞳。

注译：两腿一在前一在后成弓箭步，小腹要放松，两臂要用力，两眼注视两拳。

功法：

①开式同韦陀献杵式，但两腿距离要宽于两肩，两足里扣，双膝屈曲下蹲（不低于90°）成骑马蹲裆式，两臂屈肘握拳，前臂横贴于两侧腰部，含胸收腹，松肩抬头，目视前方。

②两臂向前上方提起，屈肘，两拳成掌，掌心向内相对，臂成环抱如韦陀献杵式。直腰，松肩，臂肘抬至与肩等高处，目视前方。

③两掌大指伸开，转腕使掌端向上，两掌向外向各自方向推开。伸肘直臂，两臂顺肩成一直线。

④身向右转成右腿在前的右弓箭步，同时右掌成半握拳，由内向外旋肘略屈，掌心向本人，拳高不过肩。左手同时半握拳后伸，肘臂略屈内翻。双目注视右拳拳心。上身挺直，塌腰收臀。鼻息要调匀，呼吸20次后，再深深吸一口气徐徐吐出，同时收臂转身收左腿，两臂自然放下即为收式。

注意事项：本式练习时要舌抵上腭，调匀呼吸，意念集中，目视掌心，并有拉动九牛之意念。初练3分钟左右，一周后每周加1分钟，一般加到8～9分钟即可。此式也可以衔接摘星换斗式，将原上身之手变为半握拳。在腰际之拳略屈肘后伸，前腿成弓箭步，双目注视前拳手心即可。也可以左右交换练习，如双目注视右拳心，调息20次后，向后转屈左腿，伸直右腿成左弓箭步，同时右臂屈肘内翻向下，左臂屈肘外翻抬起成左拳在上，拳心对准自己，可用前法重复右式。

（6）出爪亮翅式

经文：挺身兼怒目，推窗望月来，排山还海汐，随息七徘徊。

注译：挺直身体，双目圆睁，两手如同推窗，意在远望明月而神情闲静，推手之力如排山倒海，动作与调息同步进行7次。

功法：

①开式：自然站立，两手下垂，目视前方，全身放松。

②两臂屈肘，收前臂握拳，前臂横于腰的两侧，拳心向内。

③两拳缓缓向前上方提至胸前变掌。拇指外侧用力，掌心向前，缓缓向前推出。肘臂伸直后两大拇指相接，双目圆睁前视。头如顶物，手指用力。

④两掌用力握拳 7 次，缓缓收回于两侧腰际，转臂成拳，略停。再同前法出拳，前推 7 次；同时调匀呼吸。

注意事项：本式可与上式衔接，初练可以快一点握拳推掌，各 2 次即可。以后逐渐增加，每 1 周后各增加 1 次。初练 2～3 分钟加到 7 次后，每周可增 1 分钟。推掌要慢而有力，加至 15 分钟左右即可。

（7）九鬼拔马刀式

经文：侧首弯肱，抱顶及颈，自头收回，弗嫌力猛，左右相轮，身直气静。

注译：侧身屈曲肘关节，用手抱扶头颈部，并由头部收回，不要怕力量用得太大，两手轮流做此法，身体要正，气息要调匀，心神要平静。

功法：

①开式同韦陀献杵开式。

②右手上身过顶，掌心朝天，屈肘转臂，掌心扶于脑后下方颈部，头略向前倾。

③左手成掌，屈肘背伸翻腕，掌指尽量扶按于对侧肩胛部。

④头颈抬起，用力后仰，右掌向前用力按，形成对抗。左掌也用力按肩胛部。

⑤两掌按时身体要正直，双目前视，调匀呼吸 5 次后，双手缓缓放松，自然下垂，略停，再抬右手上举，左臂屈肘后伸掌。对侧相同。

⑥两手轮流作 1 次后，自然下垂收式。

注意事项：本法要求心静，气沉于丹田。身体放松，在两手下按时意念集中于背部，两肩胛下角连线中点。久练纯熟后可以提踵，足尖点地。初练不可如此。初练 1 分钟左右。1 周后每周加 1 分钟，可加至 5 ～ 10 分钟即可。

（8）三盘落地式

经文：上腭坚撑舌，张眸意注牙，足开蹲似踞，手按猛如拿，两掌翻齐起，千斤重有加，瞪睛兼闭口，起立足无斜。

注译：舌抵上腭，张目咬牙，两腿叉开下蹲似坐式。双手下按如同握物，两手同时翻掌，如同托千斤重物。两目圆睁，口唇紧闭。屈膝起立。

功法：

①开式：同韦陀献杵开式，睁目咬牙。

②两拳成掌，掌心向上直臂徐徐托起，至双目高度，双掌相距一尺。

③两臂翻转，掌心向下，慢慢下覆，膝也随之下蹲。五指分开略屈，如同握物，下按至膝前。

④两臂翻转，掌心向上徐徐托起，如托千斤至胸，双目直视前方，含胸拔背，两肩放松。双肘略内收，口唇紧闭，屈膝平稳而立。

⑤深深吸一口气，缓缓呼出，随之站起，两臂同时缓缓收回，立正身体，站下即收式。

注意事项：本式名为三盘，即两手、两膝、两肘之间如有三盘，谓之三盘。在动作之时，这三盘意如要随落于地。本式可在上式九鬼拔马刀练完后衔接起来练习。初练2分钟。1周后每周加1分钟，加至8分钟即可。

（9）青龙探爪式

经文：青龙探爪，左从右出，修士效之，掌平气实，力周肩背，围收过膝，两目注平，息调心谧。

注译：以青龙探爪为榜样，学者练气之士均应学习它以左爪右出的方式，但是掌要平，气要沉实稳定，力贯肩背。收式两手由膝外围而过。要求双目平视前方，心平气和，调整好呼吸。

功法：

①开式：同韦陀献杵式，但两拳要横于腰。

②左臂仰掌向右前方伸探，掌高过头顶。身随之右转，肩部放松，臂肘伸直，目视于掌。两足站稳，右拳仍在原处。左掌屈大指向掌心，双目注视大指。

③左臂内旋，掌心向下，徐徐下按。随之俯身弯腰，手掌着地，双膝挺直，全脚着地。抬头双目前视。

④左掌向外绕左膝而收回，屈肘前臂横于腰际，掌握成拳；同时直腰伸背，身体站直。

⑤按左探掌的要求程序以右掌前探，重复左侧动作，做完收回右掌成拳即收式。

注意事项：本式可与前式衔接。练功时要意守丹田，神注拇指。本式初练3分钟。1周后每周增加1分钟，加至10分钟即可。

（10）饿虎扑食式

经文：两足分蹲身似倾，屈伸左右腿相更；昂头胸作探前势，偃背腰还似砥平，鼻息调元均出入，指尖着地赖支撑，降龙伏虎神仙事，学得真形也卫生。

注译：两足分开下蹲，身体向前略倾身。两腿交替屈伸成弓步，挺胸抬头向前探身，但后背要保持平正，调整好呼吸，手心要空，以手指端着地撑住。

功法：

①开式：同韦陀献杵式，但两脚要并拢。

②向前迈左腿，成左腿在前的左弓箭步，上身向前倾。

③两手成掌前伸，左右前方以指端着地，两手相距与肩等宽。

④左脚后收伸直，左脚放于右足跟后方（即上方）成三点（两手、一足）支撑。仰头挺胸脊背平正。

⑤身向后收，臀部突起，两臂挺直，昂头向前运行，屈肘，胸部距地 7cm 左右，连续向前挺胸上抬至极限再后收，突臀向前运行，如波浪翻滚。随着呼吸起落，吸气身体后收抬臀，呼气时向前扑落势如饿虎扑食，反复 3～5 次（根据本人体力而定）。

⑥做完后随呼吸徐徐提左腿，向前落地支撑起身立直，收回左腿站定，再向前迈右腿成右弓箭步。重复左侧动作，做完收腿站定即为收式。

注意事项：本式力要柔和，不要生硬用力，可与青龙探爪式衔接练习。开始如无力以指支撑，可以掌着地，有力之后再以五指着地，也可随着力度增加而四指、三指、二指、一指着地。练习一周后，每周加 2 次，加至 4 次左右即可。

（11）打躬击鼓式

经文：两掌持后脑，躬腰至膝前，头重探胯下，口紧咬牙关。舌尖微抵腭，两肘对平弯，掩耳鸣天鼓，八音奏管弦。

注译：两手成掌，扶头后脑部，弯腰头至两膝之间的胯下。要求闭口咬牙，舌抵上腭。两肘要同时屈曲，以手掩耳作鸣天鼓。鸣鼓之声如同美妙的管弦乐。

功法：

①开式：自然站立，两手自然下垂，左脚向左横跨一步，两脚之间有三脚长的距离。

②抬两臂屈肘，双手成掌，两手十指相对扶于后脑之上。

③慢慢向前俯身弯腰，双膝挺直，全脚着地，两手用力按头，头颈用力后挺对抗，两手掌部掩按于两耳之上。两食指抬起压在中指背侧，用力下滑捣击于后脑之上，两耳闻之，其声如鼓，谓鸣天鼓，共鸣 24 下。

④鸣天鼓后徐徐直腰，两手放松，左腿收回立正即收式。

注意事项：本式有几种练法，其变主要在于步法不同。初练 2 分钟，1 周后每周加 1 分钟，练至 10 分钟即可。

（12）掉尾摇头式

经文：膝直膀伸，推手及地，瞪目昂头，凝神一志，起而顿足，二十一次，左右伸肱，以七为志，更生坐功，盘膝垂眦，定静乃起，厥功维备。

注译：肩臂膝要伸直，推手着地，要昂头瞪目，精神意念要归于一点，排除杂念。站起来要蹲足 21 次，左、右肩臂要伸屈 7 次。还有坐功要盘膝垂目，安定心神，才可以收式。

功法：

①开式：同韦陀献杵式。

②两臂徐徐抬起，两手掌十指交叉向上推举，双目随之上视。二掌推向头顶，头昂起，双目瞪视前上方。

③两掌徐徐由头顶向下按，随之弯腰，双掌着地。

④腰部徐徐直起，两手自然放开，两臂下垂。略停，再从头做起，共练习 3 次。

⑤在原地踏步，先右脚后左脚踩踏 21 次。站定，两臂同时向各自左右伸屈 7 次，两臂放下。

⑥左脚向右脚右后方撤步，就势盘膝坐下。心闲气静，闭口垂目，舌抵上腭，静坐 2 分钟。起身左脚回原位，站立即收式。

注意事项：本式为收式之功。1 周后每周增加 2 次（由第一式至第四式为 1 次）直至 15 次，再做 1 次第五、六式。坐功可延至 5 ～ 10 分钟。

二、技巧功法

手法技巧训练，重在按照手法操作要求进行反复练习。可在沙袋、棉垫及人体上进行。练习要达到：一熟，二有力，三持久，如按、揉、搓、擦、点、叩等等。熟就是要准确按要求规范操作，动作熟练。有力是指在操作时有一定的力量，而这种力量是随着手法而施力，力不可僵化，手的动作要柔和。持久是在前两项要求下能坚持较长时间而不疲劳，不减力量。在练时，精神意念必然也集中于手，故而此法也是增加功力的一种方法。但是，有一些手法不宜按其要求进行训练，如端、提、扳、抖等法，关键多在于发力。因为只要按其操作要求去做，其形与势均可较容易地达到要求，但发力要整，要形成爆发之力。还有一些动作之间要求有大幅度变换动作与方位，如腰椎间盘突出症，推拿时的三扳法与盘法的衔接，就应以干净利落为好。这就要求身手灵活，运用自如，这也要有一定的功底，不论是指力、臂力，动作的完整性，灵活性均应进行相应的训练。

1. 五指点石功

（1）面对墙壁，两腿左右下蹲成马式。两肘略屈，两手置于腹脐前方，两手五指伸直、相对。宁神，气沉丹田，调匀呼吸20次。

（2）起立，两足向左、右叉开，相距半步，上身向前倾俯，两臂前伸，两手五指张开屈曲挂墙。掌心向下，调匀呼吸20次，然后向前迈步起身收式。

注意事项：此功应先练（1）式，力增再触壁。若初练即触壁，则只指尖有力而肢体不坚，难臻妙境。此为运全身之气，催力至指端，要做到心神不动，呼吸自然。

2. 拧棒功一式

截一圆木棒长约尺许，径约八、九寸，两手虎口相对，正握平举。

（1）左手握棒，右手向前拧动30次，然后右手握紧，左手向前拧动30次；再以左手握紧，右手向回拧30次；右手握紧，左手向后拧30次。

（2）右手握棒，向左手左前侧推压，拧左手腕至最大限度后，返回；左手握棒，向右手右前方推压，拧右腕至最大限度后，再返回。如此为一次，反复练习20次。

（3）两手虎口向外，仰手反握木棒。右手由左手下前推至左前，并由上方拉回，拧左腕至最大限度即收回；左手由右手下前推至右前方，并由上方拉回，拧右腕至最大限度即收回，如此为1次，练习10次。

3. 拧棒功二式

自然站立，右腿向右一步与肩等宽，两腿略屈，两手握棒两侧（其棒中间可钻一孔，系一重物约 1 千克），两手同时向内转棒，将重物提起。重物近棒后再慢放下，待放尽后再以同法向外转棒，使重物缠起，反复 5 次。每周增加 250 克加到 5 千克后，每周加一次，加到 30 次即可维持。如力大者可适当再加，力小者可以减少重量或次数。

4. 百拳功

（1）下蹲成马步，两肘屈曲置于拳位处成仰拳，气沉丹田。向前打右拳（拳的掌侧面向下）。

（2）打后略屈肘，前臂向后收回于右肋下拳位处。

（3）向前打左拳，方法同右拳。两拳轮流打百次为度。

注意事项：臂、手用力。拳打出，一定要塌肩，不可耸肩。蹲式要稳，气沉丹田，方可运力如神。

5. 探掌功

此功开始时要慢，尤其是随掌上步和撤步要稳。练熟之后再逐步加快速度。

两脚平行自然站立，两手自然下垂，心静气闲，全身放松 2～3 分钟。左脚跟提起，以足尖擦地向前滑步踏实，上身向下坐，两腿呈半屈膝状，谓丁八步。右臂略向后伸屈肘松腕，抬至肩部时迅速向前上方探掌，伸出手指自然弯曲，探伸时以意念带动上臂，有向前似抛掷之力向前探伸（身体也随之左转，上身下坐式不变，后腿助探掌）。左手顺势后伸，右手探掌后，随之自然下垂后甩，左臂同原右臂要求，屈肘抬腕向前探伸（身体也随之右转，后腿用力助其探掌）。左臂自然下垂再后甩，右手重复前动作。两手交替各做 20 次后速度放慢，在右手向前探掌时，右脚跟提起脚尖，擦地向前滑半步站定（身体仍保持下坐式），踏实，右手下垂后甩。左手向前探掌时，左脚同右脚一样向前滑半步。左右共进四步后，左脚已踏实。左臂下垂时，左脚跟再次提起，左脚再随右臂下落后甩而向后滑撤半步，左右交替共撤四步。再如前法向前进四步，再撤四步。左臂下垂（不后甩），右臂不能探起，左脚随之收回与右脚并立。轻轻嘘一口气，使全身放松，静默 2 分钟，即为收式。

注意事项：此法可做臂功、身体转动及步法移动的训练，也可提高手臂及人的反应能力。探掌次数也可随着熟练程度和耐力的增加而适当增力。

三、功力功法

功力功法是通过气功、导引之法使术者的周身经络畅通，并能随意而行，尤其是用意念引"力"于指掌之间至关重要。通过实际手法操作时的意念锻炼也是一种重要的训练方法。

1. 如意棒练功法

两足平行叉开与身等宽，自然站立。身体放松，调匀呼吸，心清气合，两臂前伸，肘略屈，两掌相对，手指自然伸开，双掌相对夹持如意棒。夹持时不可太紧，以能持住为度。意守丹田 2～3 分钟，以意念领气，意想由丹田向下至前阴、后阴、尾闾；向上沿督脉至大椎、风府、百会；再下至神庭、素髎、承浆；内至喉头，向上至天突、华盖，向下至丹田。再沿原路绕行一圈，最后回至丹田。2 次为 1 周，4 周为 1 组，一日可练两组，卧式练习。

2. 托天功

（1）立正，两腿并拢，目视前方，气沉丹田，左肘向外略屈，向左上方举，五指并拢。拇指稍屈，指尖向右，虎口撑开。掌心渐向上，手腕尽力背屈运动到头顶上方，右臂垂直，掌心向下（手腕尽力背屈），掌尖向右。

（2）左手保持屈掌，徐徐向左放下，垂直（同原右手式）；右手保持屈腕向右上至头顶（同原左手式）。

（3）右手向右放下（同前式）垂直，稍停即两臂同前法同时由左、右向上至头顶，掌心向上，掌尖相对，向上托掌。

（4）立正不动，两手掌尖相对，同时向前，渐向下按压至脐部，掌心也随之变为向前向下。

四、郭宪和对手法功力的认识

郭宪和认为，我国关于手法治疗有文字记载的历史已有两千年。对于手法治疗的基本要素如何认识及评价，虽说法各异，但总体来说多以"技法"为主。而对其另一要素"功力"虽有涉及，但多属一带而过。主要原因有以下几点：

手法中的功力常常是"只可意会，不可言传"。我们在临床中所体会感觉到的"功力"，虽为实践所证明，但并无可靠的手段来证实。

在骨伤科中大量存在的是软组织损伤，一般对骨折、脱臼尤为重视，而对两种疾病的治疗多为手法中的"技法"。手法中的技法有近百种，使人眼花缭乱，而"功力"只有一种令人莫测的"感觉"。并且它的获得常常耗费时日，不像技法那样可见易学。

以上几点可能就是功力所见经传不多的原因吧。郭宪和从多年行医的摸索中深深感到，对于手法治疗的基本要素不应以一点论，而应是两点论，即"功力"与"技法"并重。

1. 功力的存在

手法中的功力与气功中的发气、针灸中的经络一样，往往不易明确，不易为简单的科学方法所证实。但是它们都有一个共同特点，那就是被广大身受者证明其的存在，将逐渐被不断发展的科技手段证实。

手法中的功力尤其在点、按、压、揉、摩、擦等直接作用于机体并可深入腠理的"技法"中表现突出，而在扳、抖、摇、接等法中的作用不甚明显或表现形式不同。现以实践中的点、按为例略加说明。如高年资手法医生以指点、按在患者身体某一部位，患者即会产生深沉有力，并伴有酸胀热窜的感觉，并可感到力透四肢或躯干。但一个有力量的人以同样方式点、按这一点，患者只会感觉点压处负重过大，疼痛难忍。用患者的话说就是表皮"生疼"，但没有那种深沉的透力存在，这一现象是普遍存在的。一个有经验的医生与一青年医生采用相同的治疗手法，但疗效却大不相同，其原因即在于功力的不同。

那么这种功力是什么呢？郭老认为它并非一种单纯的"力"。功力的"力"常伴有热、胀、酸等感觉，所以它不是以力的大小来区别，这种"力"就不能认为是单纯的机械力了，它渗入了气功中的"气"。有些患者对此比较敏感，当一些高年资医生为他做手法时，即感觉全身发热，《推拿学》指出："……运用各种手法技巧所做的有用功可起到纠正解剖位置失常作用，这种'功'可能转换成各种能，并渗透到人体内，改变其有关系统的内能。"综上所述，郭宪和认为"功力"确实存在，它直接影响疗效。技法相同而功力不同，患者的身受感觉是很明显的，其疗效也存在很大差异。

2. 功力的取得

从实践中看，功力不是随着医者年资的增长而增长。它和医者对手法应用的态度，即在施行手法治疗时是否精神专注有密切关系。同样年资的医者在功力上常常有明显的差异，甚至一些较低年资者可以超过高年资者（通过患者对不同医者实施点、按的体会来区别）。经过实际观察，凡提高不快者，多在日常治疗时不能把精神意识贯注于施用手法上；反之，功力提高就较快。这与气功的意念修炼、意念引导实质是相同的。古代医家的论述多将"导引"与按摩等同视之，也确有其深意。"导引"即现今所言之"气功"，只是它概括了动功与静功的总旨。清·吴尚先在《理瀹骈文》中说："呼吸吐纳，熊经鸟伸八字，即导引也。"前者即气功的静功，后者即气功的动功。

郭宪和个人体会，在施用手法时，如点、按、揉、压等法，有意识地引导力向患者体内渗透，久之，这种渗透之力即可随意而深入，甚至患者有一种力透躯体直达体外的感觉。在力的渗透上，一些前辈专家在其著述中也是比较重视的。如《刘寿山正骨经验》指出："揉、捻时的力量由轻至重，使感觉由皮肤而渐达深部筋肉层……使感觉渐次传入深层而患者并不感觉皮肉疼痛。"在实施手法中也要有意念要求，比如上书又说："拿法要求把'力'灌满整个手掌……掐法是将'力'灌在指尖等。"这种灌即是以意念引导。《推拿学》明确指出："熟练的手法技术应该具备持久、有力、均匀、柔和、渗透的要求。"这实际是对手法功力表现的描述与要求。

在行手法治疗的很多医生中，有不少人学习手法治疗前会进行一定的功力训练，并且有的在手法训练前即要求有一定的气功训练。如杜自明老先生就明确提出求学者必须进行气功修养锻炼，并介绍了几式气功。相当多的医生并没有练过气功，但仍具有一定的甚至很高的"功力"。郭老认为功力的取得在于精神的集中与意识的引导，气功的基本原理亦如此。故主动练功与在实施手法时集中意念引导，即可产生相同的"功力"。因此在功力的取得上实际有自觉的，即通过练气功和手法训练为主或在治疗中主动以意识引导；还有非自觉的，即在长期治疗实践中通过精神意念的集中而取得。总之，在进行手法治疗时，术者的精神意念要随着手法的意图而动，这是取得功力最简单的方法。要使之不断增强，就应增进气功方面修养，同时在点、按、揉、压等手法中，意念不仅仅要停留在自己手上，更要有使力透过患者躯体的意念，并非一味地施力，重在于意，这样"力大"而使患者"不知其苦"。

3. 功力的内涵

郭宪和认为手法功力就是在手法治疗中，经过长期的锻炼与实践所取得的对人体的渗透力与力在技法中的巧妙应用。这种渗透力和气功中的气一样产生某种能与信息，而这种"能"与"信息"实际上就是人体内一种潜在的功能，也称之为"气"。在中国传统文化中讲"气"者很多，如医家讲的"气"即"功能"，如"肾气"即指肾的功能，"肺气""脾气"等等基本上是指这些脏腑的功能。而气功家之谓"气"，拳术家讲的"外练筋骨皮，内练一口气"，也是讲究气。通过武术内功训练而取得的"气"是什么呢？郭老认为它与医家所论之气有相同之处，即为"功能"。但气功家与拳术家所练之气不是人体的某个组织、器官的功能，而是人体的潜在功能，在一般情况下是无法表现出来的。要通过各种形式的修炼唤起人体的这种潜能，以达到人的主观目的。唤起人体潜能的方法主要是练功，拳术家称之为内功。这些练功的方法多有不同，其重点都在于意念引导，即意念修炼。有的气功家不强调意念引导，但是它必有动作要求，而在通过动作训练来使意念集中，进而形成意念的引导，这就和手法动作训练一样，可以取得相同的功力。人体的潜能通过练功者或它的被施放者的感受可以看得出来，表现是多种多样的。如它可以在练习者体内形成某种感觉，可不动，也可随意而游走窜动，并有一定的规律性；也可以随力而发，形成一种新的力，如手法功力；也可以加强原有的力，如拳术家击人之"内力"。它可以发出，又有能为人测验出来的"外气"等等形式。那么手法功力、气功、单纯的机械力有什么不同呢？一是气功与手法功力均要求意念修炼和意念引导（不管它是自觉还是非自觉的）是相同的。但是，手法功力本身有力的存在，是通过力与意念的结合而产生作用的。意为之导引，力为之实体，这也是与一般气功所不同的。二是手法功力能与信息结合，不是单纯的机械力，它包括了意念所唤起的人体潜能，与力量产生的综合疗效。其功效必须通过"受体"（即患者）的反应来体现。

4. 手法技巧中如何体现功力

首先，是正确地掌握好运力的时机，即在何种体位、何种角度、何种姿势下，要治何种疾患，而辨证运力。其次，是要把握好用力的技巧与分寸，即用力的大小、刚柔、急缓，动作的准确到位以及与患者的承受能力、心理状态的配合等。再次，是要求发力要"整"，即用力大时，应以全身之力集中于手、臂之上，瞬间爆发。如接法，在拔伸时要阴柔而持久，在折顶时却需机巧而果断。在治疗骨关节损伤需用端提法时发力要整，瞬间完成；而在运用揉法时则可轻缓阴柔，亦可用刚柔相济之力。总之，技巧的应用也是功力的另一种表现形式。

5. 功力的运用

功力的应用不管是自觉还是非自觉，全在应用。在穴位的点按、肌筋的疏通等，都是功力应用的活跃处。《推拿学》指出："人们发现用力的方向不同，对疗效有一定影响，从而产生了各种不同方向的手法。"再者损伤部位因其深浅不同，新旧不同，所施功力的深浅、面积要求也不同。人的承受力有一定限度，因此"功力"的"灌入"也一定要适应这一情况。

对于新伤及表浅部位损伤，要用大力而缓的方法。即面积要较原伤处大而动作要缓。意念也要随着动作缓缓向人体进入，使患者感到一种厚重（这"重"只是一种感觉而非重力）的感觉，似浅似轻而非浮的体会。

对于旧伤及深部损伤，对穴位的点压要重而有序。这里"重"是力大的一种形式。它需要用力，但这是以意导力之"力"，是以意导力向患者躯体深入而渐渐增加力量，当力加到一定程度再缓缓放松，略停，再重复用力 1～3 次即可。

循经而行，循伤而动。要打通经络，点穴即应顺其经络走向而用力，或向损伤部位用力，以达到治疗效果。

第二节　杜自明传少林功法

杜自明曾讲，早年，正骨医生多擅长武术武功，而擅长武术武功者，又多能正骨。究其原因，凡操练武功武术者，平素容易遭遇跌扑金刃诸伤，久之则熟悉救治方法，此其一；凡作正骨科医生，必须身强力壮，方能牵开错位，整复骨折，故平素多习武功武术，以图身强而胜任工作，此其二。二者互为因果，所以练功可以说是正骨医生的基础，是学者必须练习的功课。

古代华佗有五禽戏，达摩有洗髓易筋经，以及八段锦、十三太保、太极拳、气功等，均为健身壮体之法，特别是达摩的洗髓易筋经，具有内外兼修之长。洗髓为内养，易筋为外壮，行动之际，功术结合，功静并施，动中有静，外动而内静，静而收心纳意，意守丹田，动而强壮筋肉，活动关节，促进血液循环与新陈代谢。如此意、气、体三者紧密结合，则能练精化气而生神。若能坚持不懈，可使年虽迈而体格不衰，人虽老而耳目聪明。

杜自明自幼习武，各家拳术略知一二。因宗少林拳，故深知洗髓易筋经之妙。六十余年，坚持练习不懈，对其自身健康大有裨益，并体会到练功确能提高手法功力。有鉴于此，杜老带徒弟首先强调必须练功，通过练功可以强筋壮骨，方能担当正骨医生的任务。

一、练功的注意事项

练功有别于体操，有其独特之要领。如不按规则进行，专注外表姿势优美，实际并不能真正收到练功应有之效果。以下是杜老要求的注意事项：

（一）澄清思虑，调整呼吸

行功之际，要清除一切思虑，心地平静，精神集中，呼吸调匀。默数呼吸之次数，谓之"数息"。唇微闭，舌尖上顶颚盖，谓之"鹊桥高架"。

（二）肌肉放松，端正姿势

行功之前，先放松全身肌肉，特别是胸腹部肌肉尤其重要，否则会影响呼吸。身体各部，按功势要求，控制稳当，不可挺胸凸腹，歪头斜颈，以期姿势准确。

（三）持之有恒，长期练习

练功需要有恒心和信心。一年春、夏、秋、冬四季，无论风雨阴晴，均需坚持不懈。冬练三九，夏练三伏，绝不可一曝十寒，也不能急于求成，否则就达不到练功强体的目的。

（四）宽舒衣着，节制饮食

练功时，所着衣物要注意宽窄适度，过宽、过窄均所不宜。行功之前，必须解衣宽胸，放松腰带。饮食宜有节制，不可偏嗜，保持定食定量，过饱过饥皆非所宜。食后休息片刻，方可行功。

（五）环境清静，空气畅通

行功环境，最宜清静，窗户洞开，空气畅通，以利真气内守。户外行功，应选安静避风的地方。

二、练功的季节与时间

（一）练功与季节的关系

内养功，根据一年中时令不同，练功之久暂，亦应随之增减。

春秋为活丹季节，每次可行功一小时左右；夏季为养丹季节，每次可行功半小时左右；冬季为练丹季节，每次行功两小时左右。外壮功，则宜终年如一，即冬练三九，夏练三伏，大暑不惧，大寒不畏。但是这些亦应根据身体强弱，年龄长幼，工作忙闲，伸缩和选择行动的时间。

（二）每日练功时间的选择

一日之中，十二个时辰，均可练功，但一般在早晚。也应根据个人情况，选择适当时间，不必呆板拘泥。

三、功势说明

（一）韦驮献杵第一式

1. 二脚并立，相距一拳。挺胸收腹，头颈端正，二目平视，唇齿并拢，舌顶上腭。

2. 手由身侧屈肘提至胸前，左手并指翘掌在上，掌心向右，指尖向上，距胸约一拳，右手并指在下，掌心向下，由胸前下按，稳于小腹前一拳处，眼垂视左手。做到收心纳意，以鼻调息。一呼一吸为一字数，默数三十字数。

（二）韦驮献杵第二式

接前式，两手灌劲，右手提上，翘掌与左手同时向前推移，旋即分向二翼，成倒平举位，直掌，右掌心朝上，默数三十字数。

（三）韦驮献杵第三式

接前式翘掌，两臂升提至前斜上方，肘伸直而灌劲翘掌，如托天状，指尖相对，勿相碰相嵌，相距一拳。两膝挺直，十指抓地，眼仰视指尖，默数三十字数。

（四）摘星换斗式

接前式，两臂用力，向两侧下降成侧平举位，钩掌屈肘，左臂移向后背，其前臂尽量上提，掌心向背，诸指紧贴同侧肩胛骨内侧。下体不动，上体半面左转。同时右手翘掌，指尖朝上，向左前上方推出，然后向内钩掌，两目注视右手掌心，数三十字数。左侧功毕，上体转正，将右手收回至胸前，再沿右侧胸廓横行移至后背，如上述左臂姿势。然后左臂自后背移至胸前，翘掌做上述右手姿势，三十字数毕。然后两臂均收至后背，手背相碰，掌心相背。

（五）出爪亮翅势

接前式，掌心朝外，两臂后伸，经两侧向前平举，两臂于正前方相平行时，两掌心转面向上，两臂用力前引，两目视手，腿挺直，足灌劲，蹬地，呼吸字数同前，最后用力握拳屈肘，收至腰间。

（六）倒拽九牛尾式

接前式，取左弓箭步，前踏后蹬，右臂灌力握拳，向右上左下运行，提于腰之后侧，屈肘拳眼对腰部，如提千斤重物。左臂在胸前灌力握拳，屈肘，上臂外展与肩平，前臂仍保持垂直，灌力钩拳，拳心向内，同时头徐徐转向左方，两目注视拳心，字数同前。功毕两臂收回。于小腹前交叉，换为右弓箭步，左臂之姿势如前述右臂之姿势，右臂姿势如前述左臂之姿势，再数三十字数。最后两臂收回，握拳于小腹前交叉。

（七）九鬼拔马刀式

接前式，开拳，左手灌劲上举，向侧方下降，放于背后。如摘星换斗左臂姿势，然后右手上举过头，绕至头后，掌心抱头，头随向左转，四指紧贴对侧耳门，颈用力使头向后仰，而右手又用力压头使之向前，二力互相对抗，右肘则尽力后张。二目向左平视，数三十字数。随即头向前转正，同时右手滑至头部右侧，伸右臂呈侧平举，钩掌屈肘，继做上述左臂姿势，数三十字数。最后左臂外展呈侧平举，钩掌，收至胸前，与此同时右臂亦自背部收至胸前。

（八）三盘落地式

接前式，两腿呈骑马式，两足分开，相距三脚许，足尖稍向内关，膝向外开，髋膝屈曲。均近九十度角，十趾抓地，两足站稳。两手从胸上提，自耳旁翻掌向下，悬空放于两大腿外方，灌劲至手，目瞪口呆，数三十到四十字数。然后弯腰俯首，两臂入胯，其肘过膝，掌心相对，两臂进退五至八下，握拳灌力，直腰，将臂平举胸前，掌心向上，用力如托重物，收至两乳外侧。握拳起立，两足并拢。

（九）青龙探爪式

接前式，右拳提至乳外上方，灌劲握拳，然勿将拳紧压于胸部。上体左转，右手开拳，五指并拢，掌心向上，用力伸向左前方，二目注视手掌。数三十字数。继翻右手，掌心向下，直臂降落，腰随手弯，右臂顺势经膝前外展，直腰，收拳至右乳胸侧。上体右转。左手开拳，伸向右前方，如上述右手姿势，呼吸数同前，最后直立，两手握拳于腰侧。

（十）饿虎扑食式

接前式，两手握拳，取左弓箭步，两足踏实躬腰，同时五指微屈分开，掌心向上，自两侧托举平顶。缓缓钩掌，使掌心向下，五指无需并拢，经头部二侧向前落于左足前，五指尖分开着地，直臂灌力。昂头前视，如虎扑食。数三十字数。功毕上身起立，向后转身，换成右弓箭步姿势，呼吸数如前，最后起立站直。

（十一）打躬式

接前式，两足平立，相距一拳，两手抱头，掌心紧贴耳门，躬腰直膝俯首，尽量使头接近两膝。数二十至三十字数。最后挺身直立，手仍抱头。

（十二）掉尾式

接前式，两手上移至头顶，十指相嵌，抱头，继而手心翻转向上，两臂尽力伸直，旋即手心由向前转而向下，贴胸前缓缓滑下，挺膝弯腰，掌心尽量使之贴附脚尖（或地面），昂头前视。足不起踵，数三十字数。若不能贴附地面者，须配合足跟起落动作。随后挺身直立，两臂前平举，掌心向前，指仍相嵌。

（十三）大鹏展翅式

接前式，两臂向左右分开，呈侧平举，翘掌灌力，推向两翼，指尖向前，数三十字数，最后钩掌，收回前臂，贴于腰际。

（十四）翻掌运臂式

接前式，掌心向上，伸左手向前平举，继翻掌向下，直臂回向左侧后方，划半圈，再经腰际，向前成前平举。如此重复七次，左右同姿，交替运行。之后两手钩掌，提至胸前，手背相对，指尖向下，贴胸前垂下，至少腹下，臂伸直后，分向两侧，又上提至胸前，如上述动作三次，最后两手握拳，掌心向上，由双腿外侧上提至胸乳侧，同时挺身起踵，随即开拳翻掌向下，灌力缓缓下压，同时足跟徐徐落地，此谓收功。然后再施以下功（亦可练到此为止，以下功可单独操练）。

（十五）鹰爪健力式

呈骑马桩式，上体端正，两目平视，两手于腰际，开拳并指微屈，掌心向上，左臂灌力前伸，随即翻掌用力，收回腰际，再出右手，左右同姿，两臂交替伸出收回，共做 30～50 次。

（十六）一指鞭法式

接前式，肩及两肘放松，两手握拳，食指直伸，屈肘交臂于胸前，旋即两臂灌力，迅速向两翼弹出，再迅速收回，交于胸前，反复行 30 ～ 50 次。

（十七）豹掌式

接前式，肩肘放松，五指微屈，取豹掌式，掌心向前，用力迅速推出，劲力不松，旋即掌心向上，迅速收回，反复做 30 ～ 50 次。

（十八）子午拳式

接前式，屈肘握拳置腰间，拳心向上，然后左拳翻转猛力向前击出，瞬时开掌擒拿，握拳收回原处，再出右手，左右同姿，交替施行 30 ～ 50 次。

（十九）怀中抱月大小缠丝手式

两脚开立，相距三脚，左转呈弓箭步，前臂交于胸前并指，掌心朝上，斜向外上方弹出，瞬时收至胸前，手翻转向两侧击出，迅速收至胸前，左右同姿，上下交替，共做 30 ～ 50 次。

（二十）反转子午拳式

接前式，左转呈弓箭步，两手握拳，贴于胸侧，同时左臂屈肘，拳心向内猛力挂肘使上臂呈外展，肘与肩平，继而拳心向下，拇侧附靠左乳部外前方，同时右手拳心向下迅速向前击出，收回，上臂外展约 80 度角，拳心向下拇侧附靠右乳部外前方，瞬时左拳击出，收回，然后换右弓箭步，左右同姿，交替反复行之，共行 30 ～ 50 遍。

（二十一）反盖六合掌式

接前式，取骑马桩姿势，上体左转，左臂微屈，手心向上，转身同时迅速拦成侧平举，迅速收回腰间。右手自右向左上方迅速压下，左手顺势翘掌推出。左右同姿交替行之，做 30 ~ 50 次。

（二十二）风拳式

两足并立，迅速蹲下，无需起踵，同时握拳屈肘，并肘并拳挟于胸股之间，以两膝反弹之力起立，同肘两拳翻转，拳心向下，向两侧弹出，再迅速蹲下如初，反复行之，做 30 ~ 50 次。

（二十三）静坐

继少林功后，坐于床或椅上，盘脚直腰或两小腿自然踏地，双手迭倚丹田（脐下一寸正分）。闭目静坐，均匀调息，吸气时自觉气从丹田上提，上至颠顶，呼气时，气从颠顶下至丹田，如此循环往复，意、气、神三者合一。所应注意者，呼吸时如丝如线，平静均匀，自然精神恬淡，胸腹舒畅，至此即称练功完毕。

四、小结

中医骨伤科一直保持着"医武结合"的方式，这在中医各科中独树一帜。它与伤科疾病的特点和伤科手法基本功的练习方法有关。

燕京骨伤手法流派的两家功法均以易筋经为功底。所不同者，杜氏所练此套功法，可以分为上下两段，易筋经是上段以静功修炼为主，下段以肢体运动为主，各有侧重，两部分可分而为二，或合二为一，可以根据练功者的体力和兴趣有所侧重。

郭氏功法中除了有易筋经功法，还有夏氏所传功法，如如意棒功法，以及家传武学中的一些功法，如托天功、二指点石功、睡功等。以上功法较为丰富，或动或静、或刚或柔，将强身、技巧、功力各方面的训练融为一体。

参考文献

［1］郭宪和，佟乐康．宫廷秘法——伤筋、错缝的手法治疗［M］.北京：华文出版社，1994.

［2］杜自明．中医正骨经验概述［M］.北京：人民卫生出版社，1960.

［3］郭宪和．鹰手拳［M］.北京：人民体育出版社，2004.

跋

旧时王孙堂前燕　飞入寻常百姓家

贺《燕京骨伤手法流派的学术传承》一书付梓

燕京，古称幽陵，历夏周而至春秋，因为七雄之燕国都城，始得名燕京。后秦置广阳、渔阳，西汉设幽州，东汉为广阳、蓟县，北魏称燕都，隋改涿郡，京杭大运河从此一路向南逶迤。唐改称范阳，安史之乱的渔阳鼙鼓动地而来，以致撼动了盛唐的气脉。唐之后复称幽州，至辽时因其在都城上京之南，作为陪都亦称南京。世事如棋，局局兴废，自金朝建都于此，史称中都，就此开启了燕京八百余年六朝古都的建都史。

政局风云变幻，人文源流交错，燕京在历代军事政务上的重要地位造就了独具特色的燕京医学。谓其独特，实乃天时地利人和等诸因缘凑泊而成。所谓天时，自明清以降，交通日益发达，舟渡万水，马行千山，空前频繁的物力人员流动使得地域性医学不再居于一隅，而呈现出较大的交流性和融合性；所谓地利，作为政通枢纽、京畿重地，举一国之力可纳天下之才，办天下之事，赖皇权加被，太医院、御药房等机构得以更具规模，医官升迁制度及医学传习考核等建制日趋完备；所谓人和，既有王朝定都于此，历代岐黄国手芸芸如江之鲫，诸脱颖之才外图闻达诸侯之想，内存扶伤救危之心，百家争鸣，万姓来朝，杏林医苑呈现出渊源繁复之态。因此种种，遂诞育出以御医流派为主要特色的燕京医学。

既承运于皇权重地，较之其他流派而言，燕京医学具有了超越寻常百姓祛病养命之需的使命，一来承担起皇族日常养生、延年的保健职能，二来正骨医学作为尤其符合征伐攻掠等战时需求的传统中医学的组成部分，得到了空前而独立的壮大和发展。燕京骨伤手法流派众多，其分类亦有交叉重叠，简言之有御医派、医家派和院系派，细分之有宫廷正骨流派的夏氏支派和刘氏支派、曹锡珍经穴按摩流派、刘道信骨伤手法流派、宏庙董氏骨伤手法流派、杜氏骨伤手法流派、葛氏骨伤手法流派、双桥罗氏骨伤手法流派等。

千山林立，万溪奔腾，中华医学的各流派学术思想各异，临床经验有别，皆遵循"源、立、传、承、变"的脉络流传至今。燕京流派却因其得天独厚的地理位置和政治地位，自始便与政权更迭和经济结构的发展变化紧密相连。如具代表性的宫廷正骨流派，源于蒙医治疗骨折筋伤的临床经验，后随清朝的建立而与传统中医骨伤诊疗体系交织融合。1644年，清廷主政中原，在向古老的汉儒文化积极融入的同时，也带来了游牧特色的满蒙医学——开设了阿敦衙门，至康熙十六年正式更名为上驷院。在治疗骨伤方面，上驷院绰班处宫廷正骨以手法、固定和熥药结合施治。其手法"机触于外，巧生于内，手随心转，法从手出"，如此重而不滞，轻而不浮，使患者不知其苦。针对骨伤科中骨折和筋伤的不同，又秉持各有侧重的诊疗原则，如针对骨折的治疗，强调手法"正、整、接、实"之特点，针对筋伤的治疗，强调手法

"轻、柔、透、巧"之特点。

　　上驷院丰富的临床经验并未停留于传统骨伤手法的传承形式，而是借助国家力量得以系统化及理论化。1739年，乾隆皇帝诏令太医院右院判吴谦主持编纂大型医学丛书《医宗金鉴》，这部御制钦定的太医院教科书在后世一再翻刻重印，"使为师者必由是而教，为弟子者必由是而学"，成为中华医学之瑰宝。该书中正骨法占据四卷，既为中国历代相传的正骨理论和技术与上驷院的临床实践相融合的产物，亦是国家意志渗透并支持完成的学术成果，被奉为骨伤科的传统经典著作。所谓易代修史，盛世修书，《医宗金鉴》的诞生再次体现了燕京骨伤医学的特殊性。

　　自晚清民初伊始，西学东渐。国势积弱难返，术则日渐衰微，国运之崎岖，亦是文化之劫难，幸山河破碎而国士犹存风骨，多名北平地区享有盛誉的名医国手深感"非振兴中医，绝不足以自存"，遂孜孜求索，砥砺前行，办校以施教，启发育才，方有采西学之所长，挽国学于将颓的一番勉为振兴气象。

　　新中国成立以来，传统中医药特别是中医骨伤学迎来了新的机遇和挑战。传统与创新，反思与发展，困境与破局，融合与对抗，中医骨伤学既立于历史的风口浪尖，直面中西文化的融合与冲击，亦每每苦于特殊的流派传承所带来的局限性。有鉴于此，如何博采各流派之长，并使其与现代医学相融合，是每位寻求突破以重焕传统医学生机的医者所不能回避的时代问题。所幸，医家亦有法眼如炬者，孜孜耕耘者，上下求索，为中医骨伤学的发展灌以活水，绘以蓝图。尚天裕教授即为其中颇具代表性并独有建树者。尚老怀才以应时，不拘门户之见，不执中西之分，以见实效为宗旨，中西并用为手段，将中医骨伤学与现代医学进行结合乃至融合。尚老之弟子，赵勇教授，承师之衣钵精神，多学而好古。有感于燕京中医骨伤各家流派渊源交错，精深而庞杂，遂有志于秉治史之心，寻索传承路线，持修书之手历数演变之脉络，以达凝炼学术思想，归纳特色技法之效。遂不使往圣之瑰宝流于荒芜，以期未来后生之可鉴。

今欲付剞劂，应赵勇学长约邀，特为之弁言简端，以为盛编之贺。

北京中医药大学教授　骆斌

相关图书推荐

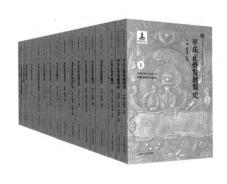

平乐正骨系列丛书

内容提要：2008年6月，平乐郭氏正骨法被载入国务院公布的第二批国家级非物质文化遗产名录和第一批国家级非物质文化遗产扩展项目名录。其学术特征主要表现为"平衡为纲、整体辨证、筋骨并重、内外兼治、动静互补、防治结合、医患合作"七原则和"诊断方法、治伤手法、固定方法、药物疗法、功能疗法、养骨方法"六方法，以及"破瘀、活血、补气"等用药原则。本套丛书共18个分册：《平乐正骨发展简史》《平乐正骨基础理论》《平乐正骨平衡学》《平乐正骨诊断学》《平乐正骨常见病诊疗规范》《平乐正骨影像学》《平乐正骨手法学》《平乐正骨外固定法》《平乐正骨药物治疗学》《平乐正骨骨伤学》《平乐正骨筋伤学》《平乐正骨骨病学》《平乐正骨养骨学》《平乐正骨康复药膳》《平乐正骨康复法》《平乐正骨护理法》《平乐正骨骨伤常见疾病健康教育》《平乐正骨史话》。全面展示了平乐正骨的学术价值及其研究进展。

清宫正骨手法图谱

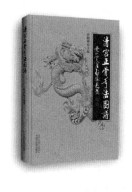

内容提要：全书以图片形式系统地介绍了清宫正骨手法，所有手法、套路均由孙树椿老先生亲自示范。本书分为概论、基本手法、分部手法、练功疗法四部分。基本手法一章将纷繁复杂的推拿手法归纳为 20 种，分述每种手法的定义、操作要领及注意事项，基本手法操作简便、实用，既可单独使用，也可组合使用。分部手法是将基本手法按照头面部、颈项部、胸部、腰背部、肩部、肘部、腕手部、髋及大腿部、膝及小腿部和踝足部的解剖部位组合成套路，分别介绍其操作要领及注意事项。另外，本书特别介绍了一些孙树椿老先生具有治疗特色、临床常见疾病的手法治疗套路。同时按照解剖顺序，系统介绍了练功疗法操作要领及注意事项。

双桥罗氏正骨

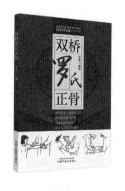

内容提要：该书本着传承发展罗氏正骨之目的，在大量文献及罗有明、罗金殿手稿的基础上对罗氏正骨进行了系统梳理和总结。内容主要包括罗氏正骨源流及特点、罗氏正骨理法、罗氏正骨技法、罗氏正骨诊法、罗氏正骨治法等内容，并附有罗氏正骨祖传药物、罗氏正骨武功法。本书内容是历史的真实反映，也是罗氏正骨手法的精髓，主要供基层骨伤科医生参考。